脳は眠りで大進化する

上田泰己

文春新書

1454

脳は眠りで大進化する◎目次

はじめに

急速に進歩する睡眠研究

この本で私がこれから話をしていくのは、睡眠の新常識についてです。

人間が1日のうちの3分の1もの時間を費やして眠ることについて、みなさんにはどんな思いがあるでしょうか？　ある人は、「何もしないムダな時間が人生の3分の1もある」と考えるかもしれません。またある人は、「日中の疲労を回復して健康を維持するためには必要な時間だ」と思っているかもしれません。そのどちらもが間違いではありませんが、正解でもありません。なぜなら、その考えは旧来の睡眠の常識にとらわれたものであるからです。

人間の睡眠についてのこれまでの言説は、極端に睡眠が少ない状態は健康をそこなってしまう、あるいは病気の発症に関係するのだから健康のためには重要だという、ほぼ経験則や目前の症例に基づいた知識から形成されてきました。科学的な睡眠研究にも長い歴史がありますす。しかし、ヒトの睡眠中は無意識下で何らかの生体活動が行われているようだが詳細は見えない、よって謎が多い活動である、との見解に留まってきました。

こうした睡眠研究の長く停滞した状況から、今日の私たちの睡眠についての常識も作られてきたのでしょう。

しかし、ここに来て睡眠の研究は、急速な進歩を遂げています。これまでの停滞を打ち破るようなまったく新しい理論的な研究も芽生え、睡眠の謎も少しずつ解かれつつあります。なぜ私たちは眠るのか、眠っている時には何が起きているのか？　続々と発表される新たな発見が今後確かなものとして証明されていくことになれば、これまでの睡眠の常識や概念が刷新されていく可能性があります。

その新常識になりそうなのは、「睡眠は人間の成長、特に脳の神経細胞の成長に必要不可欠な、極めて大切な時間である」という、私たちの理論的な研究と観察による実験に基づいて導き出されつつある、人体の現実です。

「成長」と言うと若年層の身体的な変化、発達を想像するかもしれませんが、それにとどまりません。脳を構成し、情報の伝達と処理を担うヒトの無数の神経細胞は、年老いても日々、進化的な成長を続けています。すべての人にとって睡眠は健康のために、何より人間の知的活動のために、極めて重要な時間なのです。特に脳にとっての睡眠は、「日中よりも神経細胞がさらにアクティブに活動する時間である」とさえ言えるかもしれないのです。

睡眠は進化のプロセスに似ている

人間の睡眠は、深い眠りの「ノンレム睡眠」と浅い眠りの「レム睡眠」を交互に繰り返すことが知られています。私たちの理論的な研究では、覚醒時には、ものを記憶する際の素子だと思われている神経細胞と神経細胞のつながり（シナプス）がだんだんと弱まり、睡眠時にはそれが回復してくることが予想されてきています。なおかつ、レム睡眠時には、私たちが覚醒時にいろいろと探索して集めた情報を間引く、つまりセレクション（選択）が行われているようだということも判明してきています。覚醒している昼間に私たちは情報を集め、睡眠時にはそれを整理して定着させているのではないか――これがいま判明しつつある見取り図です。

睡眠時には、覚醒時に得られた情報を「いるもの」と「いらないもの」に峻別して整理しているのかもしれません。選択して「いる」と判断したものを睡眠中に自分のものにして、私たちは日々、新しい自分を作っているかもしれないのです。これは、チャールズ・ダーウィンの提唱した「変異」と「選択」による「進化」によく似た生体活動が、毎晩毎晩、脳内で実行されているとも言えます。

変異によって新しい種が生まれ、自然淘汰によって選択されることが生物の進化のいちばん大きな原動力である――それがダーウィンの「進化論」ですが、ノンレム睡眠、レム睡眠を繰り返す私たちの脳の中では、日々新しくシナプスが作られたり強まったり、あるいは間引かれたりしているのです。その過程はまさに「進化」のプロセスに非常に似つかわしいと言えるでしょう。

そして、そういうプロセスが毎晩4〜5回繰り返されているのだとすると、頭の中で脳の回路を構成するシナプスが大進化しているとも考えられるわけですから、睡眠は人の知性にとって非常に重要な働きをしているという可能性が見えつつあるのです。

この睡眠の機構については、細胞を透明化する技術、観察実験用の動物と測定手法の開発、試験管内での神経細胞培養と睡眠の再現といった、私たちが新しく開発した実験技術によって正しい理論であることが証明されつつあります。細胞内で睡眠に重要な役割を果たすタンパク質分子も特定が進みつつあって、分子が働くメカニズムも少しずつわかってきています。

こうした研究は、2013年にスタートした東京大学大学院医学系研究科の「システムズ薬理学教室」を中心に実施されてきました。研究は、東京の東大医学部と大阪の二拠点体制で行われていて、数十名の研究員が所属しています（2025年度からは東京と福岡の二拠点体制になっていく予定）。海外の大学との共同研究も盛んに行われていて、睡眠研究の盛んなヨーロッパ各地の10大学ほどとテーマごとに協働を進めています。私自身は1年ほど前からサバティカル（研究休暇）をきっかけにイギリスのオックスフォード大学に部屋をもらい、日英を往復しながら各研究プロジェクトを統括している現在です。

世界一睡眠不足な日本人

ところで、みなさんは、日本人の睡眠時間は圧倒的に少ないことをご存じでしょうか？睡眠時間の国際比較で日本は先進33ヶ国中最も短く、1日あたり1時間ほど足りないことがわかっています。1日1時間の不足は年間で15日間、半月もの不足にあたりますから、これを〝圧倒的な不足〟と表現するのは的はずれではないでしょう。

この睡眠不足は、残念ながら労働生産性の国際比較と相関しているように見受けられます。長時間労働で圧倒的な睡眠不足である日本は、労働生産性においても、ＯＥＣＤ加盟38ヶ国中30位になっています（2023年発表）。

システムズ薬理学教室では、日本人の健康のために「睡眠健診」を推進していく活動も行っています。子どもの睡眠については特別に「子ども睡眠健診プロジェクト」という取り組みとして、2022年から実施しています。現在、小中高生1万人弱の睡眠データを集めることができていますが、日本の子どもは大人と同様に、世界平均に比べて1時間ほど睡眠不足であるらしいことがわかってきています。当然のことながら、発達途上にある子どもの睡眠不足は、社会全体が危機感を持つべき由々しき問題です。

睡眠を日中の活動のために「絶対に必要な時間」とは考えずに、削ってもいい「ムダな時間」と考え、その時間の節約に励む文化的風潮は、今や日本社会に広く根付いてしまっているのかもしれません。しかし、覚醒の時間の延長だけに着目してがんばり続けることが社会に大きな損失をもたらしている可能性が、事実としてあります。日中長時間がんばるという文化から、しっかり休んで自分自身を日々作り直していくという文化へ。本当に大切な時間は、今まで顧みることのなかった夜の時間にある、と一人ひとりの考えを転換していく必要がやはりあるようです。

実際のところ、現代社会で生活を送る私たちには、向き合わなくてはならない困難な現実が多々あることでしょう。山積する問題はとても高度で、変わらない日常のなかでの解決は難しい。そんな時、外界から遮断されて、いま向き合っている問題のエッセンスを取り出し、もう一度新しく難しい現実に向き直る機会を与えてくれる睡眠は、実に意義深く大切な行為だとも思われます。そこで研究に従事している私自身も、思索に疲れたら十分な睡眠を取るように心掛けています。たいてい考えているのは睡眠関連のことですが、考えるだけ考えた後には「寝ている脳が教えてくれるだろう」と眠ってしまいます。そして翌朝に「どんな答えを出してくれたか」を脳に聞いてみると、新しい考えが生まれていたりします。

睡眠研究の最前線

睡眠は、外界の環境から自分自身を切り離すことのできる最良の機会です。その間に脳の神経細胞は環境から得られた情報を整理し、神経細胞のつながりを強くするべきところは強くして、間引くところは間引いてと、以前とは違った脳の働き方になってくれます。明日に目覚めたら、今日とは違う「新しい自分」になっているかもしれない、次の新しい朝をフレッシュな気分で迎えられるかもしれない——そんな風に自分を刷新してくれる体の仕組みの一つが、睡眠なのです。そんな睡眠の新常識につながるのが、これから詳しくお話しする睡眠についての最新見解になります。

学術分野としての睡眠の研究を眺めると、この領域は歴史が長いぶんだけ論点や争点も少なくなく、様々な見解がある分野です。

難しい課題の解決方法は、結局は思わぬところ、そう意識的にはなっていないところに潜んでいて、それが睡眠をきっかけに姿を現してヒントをくれるのかもしれません。また、そうした経路を経ないと新しい発想やアイデアはなかなか出てこないのかもしれない、とも実感します。新しい発想やアイデアは、成長の原動力となっていくものでもあります。

そして、こうしたヒトの知的な活動の仕組みこそ、ヒトが進化によって手に入れてきた素晴らしい仕組みであるはずだ、と生物学という学問に向き合ってきた私は考えます。

本書では、私の睡眠についての思索の過程を含め、これまでの睡眠研究の流れ、新しい研究と発見の詳細と技術の解説、現在取り組んでいる睡眠健診のこと、睡眠研究の未来について、できるだけわかりやすく解説しています。

本書を読んで、多くのみなさんが睡眠の常識を書き換え、新しい常識のもとで睡眠を捉え直すことができ、十分な睡眠を確保しながら日々の活動を満喫できるようになることを、研究者の一人として願ってやみません。

本書は語り下ろしです

構成　窪木淳子

第1章
私たちの体にひそむ時計の機能と睡眠

まずは、現在の睡眠研究がどういった状況にあるのか、というところから話をしてみましょう。

睡眠研究の現在地――「睡眠の意義」と「睡眠の機構」

いま、睡眠研究は大きな転換期を迎えています。転換をもたらすことになった研究上の観点には、二つの出来事が存在しています。

一つは、ヒトの生体活動としての睡眠にはどんな意味があるのか、何のために睡眠はあるのか、という「睡眠の意義」についてです。

これまで睡眠は、脳全体の脳波を観察することで捉えられていました。脳は情報の伝達と処理を担う無数の神経細胞によって構成されていますが、覚醒時には神経細胞が活発に活動するものの睡眠時にはそれが収まる、よって睡眠は活動性が低い状態だというわけです。覚醒の時に人は学び、睡眠の時に忘れる。陰陽で言うなら陰、太陽と月で喩(たと)えるなら月、という具合に、睡眠は人間の活動としては常に脇役のように考えられてきました。

しかし、近年は、一つ一つの神経細胞の活動を厳密に観察できる環境が整ってきています。その環境下でよくよく観察すると、睡眠中の神経細胞は、一時期かなり強く活性化して一休み、また強く活性化して一休み、というリズミカルな動きをすることがわかってきました。

実験でデータを取って平均化すると、睡眠時の活性は覚醒時より確かに低くなります。ところが神経細胞の単位でよくよく見てみると、活性化する部分は起きて安静にしている時よりも活動性が強いようなのです。もちろん、私たちが新しい情報に接するのは覚醒時なので、新しく刺激を受けた場所については、覚醒時に神経細胞同士がつながるシナプスが強くなるはずです。しかし、それ以外のシナプスはどんどん切れていく。逆に言うと、刺激を受けた場所以外のシナプスについては、どうも睡眠時に新たに作られたり、強くなっていると言えそうなのです。

この理論研究を深めていけば、睡眠は不活性な状態ではなく、実はかなり活動的な状態だということが科学的に証明されることになっていきます。どうやら「覚醒の時に人は忘れ、睡眠時に覚えている」と言うことができそうなのです。

また一方の理論研究では、神経細胞が非常に活性化した活動的な状態でなければ眠れないという一面があることも見えてきつつあります。だんだんと神経活動のはしごを登って行って、高まったところでようやく睡眠のボタンを押せるのかもしれない。私たちが「眠るモード」に入る時には、神経活動が上がっている必要があるのではないか。もしかすると睡眠とは、「無意識下の不活性な状態」の活動というこれまでの理解ではなくて、「脳がとても活動的な状態」の活動と言えるかもしれず、意義の面での逆転があるだろう、と私たちは考えています。

この転換をもたらしているもう一つの観点は、なぜ眠気が起きるのか、どんな仕組みで人間は脳や体の疲れを感知して眠ろうとするのか、という「睡眠の機構」についてです。

睡眠の機構の研究の歴史は古く、明治時代に日本の石森國臣博士がまったく眠らせないでおいた犬の脳脊髄液を他の犬に注入するとその犬が寝る、という報告をしました（１９０９年）。そこから、我々の体の中には「睡眠物質」が存在すると考えられるようになりました。「睡眠物質」がたまることで眠りがもたらされるのではないか、というわけです。

睡眠物質についてはその後も追究が続けられ、１９６０年代、70年代、80年代と様々な睡眠物質の候補が世界中から提案されていきました。

が、その後に生物学そのものの研究手法が現代的に進歩して、分子生物学や遺伝子工学、さらにはシステム生物学といった新しい学問領域が興ってくると、睡眠物質として提案された物質に疑義が生じるようになりました。候補の睡眠物質を受け取ると考えられるタンパク質の遺伝子、あるいはその物質を作り出すような遺伝子、あるいはその物質そのものの遺伝子を動物の体内から除去する実験ができるようになったため、実際の実験をやってみたところ、変化するはずの睡眠に変化はなかったのです。となると、睡眠物質はもしかするとないかもしれないということにもなりそうです。

この睡眠物質の有無についての結論はまだ完全には出ていない状況です。ただ、それは体が緊急事態（風邪など）に直面して体を休めるべき場合に分泌される物質であって、ふだんの睡眠には必ずしも必要ないかもしれない、という解釈になりつつあります。いわば緊急事態を示すような物質というわけです。確かに睡眠に関わる物質はありそうなのですが、それは睡眠すべてに関わるものではなさそうなのです。その解釈から現在は、睡眠物質は存在しなくてよい、逆に「覚醒物質」とでも言えるような覚醒に密接に関連する物質を何らかの方法で感知することで、私たちは眠気を感じているのではないか、という考え方が出てくることになりました。

この考え方にシフトしていくと、覚醒物質の候補としては以前からよく知られているカルシウムが最も避けては通れない覚醒物質としてあるため、研究のターゲットも絞りやすくなります（実際、カルシウム関連の物質とその周辺の代謝機構を遺伝子、分子のレベルで探ることによって、この数年で睡眠に関わる物質が新しく発見されています)。

このように、睡眠の意義や仕組みといった根本的な概念がそれまでとは正反対になりつつあるのが、睡眠研究の現状です。

この転換が学問としての生物学の歴史にどのような意味をもたらすのかは、睡眠物質の例を引くまでもなく、それこそ10年、20年の時を経ずしてはわかりません。しかし、人類にとって大きな謎であり続けた睡眠、生物としてのヒトの睡眠の不思議が新たな観点で捉えられるようになった現実に、私は手ごたえを感じています。

睡眠はまだ、その全容を解明するまでには至っていませんが、この捉え方で睡眠研究が進んでいくのなら完全解明の日も夢ではないでしょう。睡眠と同様にヒトの生体活動の大きな謎であり続けている「覚醒」、「意識」といった領域の研究と解明にもつながっていくのではないかと思います。

ヒトの睡眠の三つの仕組み

睡眠とは何かを紐解いていくうえで「私たちはなぜ眠るのか」と「私たちはどのような仕組みで眠っているのか」について答えていくことが重要です。ただ、「私たちはなぜ眠るのか」という疑問はなかなか答えることが難しいため、まずは「私たちはどのような仕組みで眠っているのか」について詳しく見ていきましょう。

ここでいう仕組みとはつまり、睡眠の制御機構のことです。睡眠とはどのような仕組みなのでしょうか？　睡眠と覚醒はなぜ切り替わるのでしょうか？

睡眠の制御機構がわかれば、睡眠を操作することで、「なぜ眠るのか？」という睡眠の意義に迫ることも可能になると考えられます。睡眠の制御機構を解明することは、睡眠そのものを解明するうえでとても重要なのです。また、それだけではなく睡眠がどのように制御されているのかがわかれば、薬で快適な睡眠を誘導する、睡眠を通じて病気を改善するといったことが考えられるようになります。

さて、睡眠の制御機構はどこまでわかっているのでしょう。睡眠には基本的に以下の三つの仕組みがあると考えられています。

①　サーカディアン（概日（がいじつ））制御＝プロセスC

これは体内時計の制御です。

朝になれば起きて夜になると眠たくなる、光があるところでは起きて、光がないところでは眠るという24時間周期の制御になります。概日は英語でサーカディアン（circadian）なので、サーカディアン制御と言います。

これは学術的には「**プロセスC**」という名称がついています。

②　エモーショナル（あるいはエマージェンシー、エンバイロメント）制御＝プロセスE

危険だから眠らない、あるいは危険だから眠るという制御です。

これは学会などで明確な定義がされているわけではないのですが、こういったプロセスがどうやらありそうだと考えられています。周辺環境に合わせて眠らないようにする、ケガして体が傷ついた（炎症が起こった）から眠る、と両方向の仕組みがあります。ストレスが強くて眠れない時には眠らない仕組み、風邪をひいたので眠りがちになる仕組みもあると言われています。

これはまだよい名称が決まっておらず、エンバイロメント（自然環境）制御とか、エモーショナル（感情的）制御とか、エマージェンシー（緊急事態）制御とか言われています。

学術的には「**プロセスE**」とでも言ってよいのかもしれません。

③ ホメオスタシス（恒常性）制御＝プロセスS

一定量の覚醒時間、あるいは睡眠時間を確保するための制御です。

要するに、昼間がんばったら夜に眠たくなる、徹夜をしたら次の日は眠たくてしょうがないというように、覚醒と睡眠それぞれの時間を一定にしていく仕組みです。

この制御は、睡眠（sleep）のSを取って、「**プロセスS**」と言います。

③のホメオスタシス制御、プロセスSがいちばん解けていない現象になります。これは「疲れたら眠る」という非常にシンプルな制御に見えるのですが、何が疲れなのか、何が眠気なのかというところがよくわからなくて、まだ答えはありません。

②のエモーショナル制御については、少しわかりつつあります。これまで③のホメオスタシス制御に関係するとして特定されてきた「睡眠物質」で免疫に関わるような物質は、実はこのエモーショナル制御に関わるのかもしれない、と今は言われ始めています。具体的には、動物やヒトが体の中で起きた異変をとらえて睡眠を取るといった仕組み、それがわかりつつあるところです。

①のサーカディアン制御については、体内時計の仕組みが見えてきたことからこの20～

30年で最もよく解明が進んできた仕組みになります。一方でいまだに解けていない謎もあります。

本章ではこの体内時計の仕組みに焦点を絞って詳しく見ていきましょう。

ヒトの体内にある時計（体内時計、概日時計）

私たちは、夜になれば自然と眠くなり、朝になれば自然と目が覚めます。これは太陽が沈んで外が暗くなると眠り、太陽が昇って明るくなったから起きる、つまり私たちの睡眠が外的な環境の変化へ単純に反応しているからだと思われるかもしれません。しかし実は、私たちの体の中に1日のリズムがあらかじめ備わっていて、それが体内で刻まれているからなのです。

そもそもみなさんは、自分の体内に、このような「体内時計」なるものが存在していることをご存じでしょうか？　例えば、私たちが朝・昼・晩の食事の周期に合わせて空腹を感じるのもまた、この体内時計の存在によって説明ができるのです。「腹時計」のように、いま何時かと時計を見なくても、おおよそ時間のあたりをつけられるのは体内時計の存在によるのです。

この生来、体の内部に組み込まれた「体内時計」は、ヒトに限らず地球上に生活するあらゆる生物が持っていると考えられています。例えば、朝顔、昼顔、夕顔がそれぞれ朝、昼、夕に咲くのは太陽の光を感知するからではなく、まさに24時間周期の体内時計を内側に持っているためです。光の当たらない真っ暗な環境下でも、あるいはずっと光の当たり続ける環境でも決まった時刻に花は咲きます。日の光ではなく「時間」が開花を司っているのは、太陽だけを頼りにしていては、悪天候や厳しい環境を生き抜けないからです。

この体内時計の性質をうまく利用したユニークな植物の時計に、「リンネの花時計」があります（次ページ図表1）。

リンネの花時計は、植物学者のカール・フォン・リンネが1751年に考案したもので、時刻ごとに咲く花を概念的に並べたものです（後に実際につくられた）。リンネの花時計では、午前6時から正午までに開く花、正午から午後6時までに閉じる花、こういった花が1時間ごとに順番に並べられています。

こうやって並べられた花の状態を観察すれば、咲いているか閉じているかでその場所の時刻が推測できるというわけです。これなら、時差のある場所に旅行に行ったとしても、機械時計が手元になくても、花の状態で時刻を推測できます。花それぞれはもともと「いつ咲くべきか」を内側の時計でわかっているので、生物の共通理解でもある外側で流れている時間についても知らせることができるのです。

その体内時計の性質をリンネは利用した、と言えるでしょう。ですからこれは、リンネが「作った」時計であると同時に、自然が作った時計にもなっています。この花時計がきちんと機能するためには、花の体内時計がしっかりと機能している必要があります。

さまざまな時刻に咲く花から
現在の時刻を知ることができる
↓
時刻を表す「花」（物質）
があれば体内時刻を知ることが
できるのではないか？

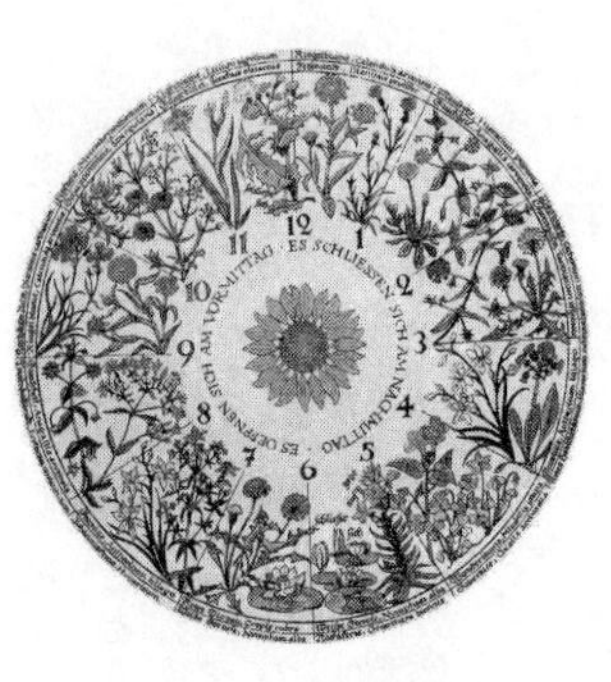

図表1　リンネの花時計

概日時計と概年時計

このように、地球の自転のもたらす1日24時間という周期にあわせてサイクルをつくり出す機能のことを「概日時計」と言います。

概日とは、「おおよその1日」の意味です。人間も太陽が出たら起きて活動し、太陽が沈んだら活動を止めて眠る動物です。この24時間サイクルは生活と密接に関わっていますし、おそらく人間が原初から持つ習性に近いものです。

人間以外の動物、例えば夜行性の動物も「夜に活動する」のですから、この24時間周期の体内時計を自然に体得している可能性があります。

多細胞生物だけではなく、原始的な単細胞生物であるバクテリアにも、体内時計はあります。地球は約46億年前に誕生し、その数億年後に生命が出てきたと言われていますが、その頃にシアノバクテリア（藍藻）という光合成をするバクテリアが登場しています。このシアノバクテリアにも、正確な体内時計が存在することがわかっています。

あるいは、地球の公転がもたらす1年３６５日という季節性の周期を把握する機能もあって、これを「光周性（photoperiodism）」と言い、もしかすると「概年時計」という1年周期の時計が存在するかもしれないと考えられています。

例えばクマは、雪解けの春になると子連れで目撃されますが、冬眠中の冬場に出産をします。秋にシベリアから来る渡り鳥は、春になるとまたシベリアに帰ります。植物にしても、春に植えられたイネは秋に一斉に実りの時期を迎えます。春になれば桜が開花します。ここには季節を示す時計が関わっていて、24時間を示す体内時計と関連しているものの、別の現象だと捉えられているのです。

動物の受胎や繁殖といった定期的に実行される活動も季節を示す時計と関わっていて、周期を作っていることがわかり始めています。人間もふだんは意識できなくても、季節の変わり目に眠たくなる、冬場によく眠れるなど、知らず知らずのうちに内側の時計が外側の環境変化を察知し、季節の移ろいを体感することがあるでしょう。生き物の体の中には、外部環境の変化に内部をあわせていくシステムが備わっているのです。

話を24時間で一巡りする概日時計に戻すと、体内時計の存在を最も意識できるのは、睡眠と覚醒のリズムが崩れてしまった時かもしれません。時差ボケや不眠症といった体内時計の狂いは私たち現代人の生活とも無縁ではありません。

ヒトの体内時計は、例えば一晩徹夜をしてもたしかにリズムが元通り回復するのですが、その予想外の出来事がいつもの出来事になってしまうと、別のモデルが形成されてしまいます。具体的には、入眠と起床の時間が一定でなくなり、乱れてしまうことになります。

あるいは、ふつう人間は、年を重ねていくとだんだん朝早く目覚めるようになりますが、これは体内時計の「大きさ」が小さくなる（あるいは反応が鈍くなる）ためではないか、と言われています。また、体内時計の異常は、夜間勤務する人の体調不良、児童や生徒の不登校の一因になっているとも言われています。

時差ボケのような「自分の時間が社会とずれている」という問題、あるいは季節性うつ病のような「自分の季節と社会がずれている」といった問題は、決して小さいものではないのです。

体内時計の詳細で具体的な働きはまだ解明途中で、その全体像や関連現象は見えていないことも多いのですが、人々の健康に直接関わる人体の機能であることは間違いがありません。

このような人間の生物としての時間の過ごし方、人間の体内時計については、古くから研究が進められてきました。また、その人間の生物学的時間は、近年の生命科学の飛躍的な進展によって細胞内の化学反応や分子の活動を正確に把握できるようになったため、詳細な測定やメカニズムの解明ができるようになっています。

なお、この体内時計についても睡眠と同じく解明が進んできていますが、睡眠との関係は密接だと考えられはするものの、具体的な連鎖の機構はまだわかっていません。おそらく、睡眠のホメオスタシスの仕組みが明らかになり、その仕組みを構成しているパーツがそろった時に、例えば歯車が組み合って動くような連鎖の機構図が浮かび上がってくるものと考えられます。

生物にはなぜ体内時計があるのか？

では、生物には、なぜこのような体内時計があるのでしょうか？

最も有力な考え方は、前述のように地球が24時間で一回りしているため、24時間周期で変化する外部環境の変化を予測する目的で、体内にそのレプリカ（複製品）が作られたのだろうというものです。地球の外側の時間軸を、生物それぞれが内側にインストールしたわけです。こうして地球上に生命が誕生して間もなくから、生物は地球の「朝・昼・晩」に対応する体内時計を持った、ということです。

また体内時計は、菌類や植物、私たちヒトを含む動物と様々な生物にありますが、原始生物の段階からの長い長い進化の過程の中で進化したとも考えられています。

その進化の過程で、何回の「発明」（飛躍的な変化）があったかはわかっていません。少なくとも2回は発明されただろうと考えられています。一つは植物の葉緑体の祖先として考えられているシアノバクテリアのようなバクテリアの時計、もう一つは哺乳類あるいは真核生物（動物・植物）の時計です。

しかしながら、真核生物の時計は種によってだいぶ違いがあって、それぞれに特徴的です。それだけに、これが一度の発明から別々に改良されていったのか（共通の祖先を持つのか）、それとも独立に何度かの発明があったのか、現在に至るまで論争が続いています。

このような体内時計（概日時計）を自分の最初の研究テーマにしたことが、私の研究人生のスタートになりました。

この分野の研究は「時間生物学」と言われていますが、ここを選択した大きな理由としては、体内時計の研究は生物学の重要な問題を担う分野であるのに未解決の問題が多かったことがあります。「時間」の研究にしても、例えば物理学分野なら、光や素粒子の研究、天文学や宇宙論の進歩とともに研究はどんどん深化しています。それに比べて、生物は時間をどんな風に数えているのか、どうやって巻き戻って次の１日に移っていくのか、そのメカニズムが明確ではなく、どうにか解明したいものだ、と考えました。

体内時計が持つべき三つの性質

体内時計には、しっかりとした「定義」もあります。

体内時計は生物種によって構成要素が違うため、研究を進めるためには共通の基盤が必要です。「これが体内時計である」という、同じ土俵で議論するため、生物の種を超えた共通の認識や定義が必要になるのです。

その定義は、1960年にアメリカのコールド・スプリング・ハーバー研究所のシンポジウムに集まった各国の生物学者によって話し合われ、次のような「体内時計（概日時計）が持つべき三つの性質」が導かれました（ちなみにこのシンポジウムは、「時間生物学」という学問領域を確立した会議としても有名です）。

- 1日周期で振動すること……約24時間で一回りするべき
- 光や温度といった外部環境でリセットされること……時差ボケなどがあってもそれは修正されていくべき
- 「温度補償性」があること……気温が変化しても約24時間の周期は一定であるべき

一つ目は、体内時計は地球の自転に同期しているため24時間周期が基本、ということです。二つ目はみなさんも経験があると思いますが、飛行機に乗って時差や気温差がある環境に行き着いたとしても幾日か経つと体内時計の周期は修正されてくる、ということです。

三つ目の「**温度補償性**」については、特に詳しい説明が必要でしょう。

一般に、生体内の様々な反応は、温度によって変化します。例えば、真夏の暑い日には細胞の分裂は相対的に早まります。暑い時期に食物が腐敗しやすいのは、このためです。

この温度による生体反応の変化を、体内時計の性質に寄せて考えると、わりと厄介なことになってしまいます。

例えば、地球上の暑い地域、赤道付近に居住する人の体内時計は、他の地域に比べて進みが速いでしょうか？　もしも速くて１日の周期が12時間になってしまうのなら、その人は地球の自転周期に準じることはできず、24時間のうち12時間は昼夜が逆転した生活となります。逆に、極地に住む人の場合はどうでしょう？　こちらも１日の周期が48時間になってしまうなんてことはありません。地球上のどこに住んでいても気温の高低は影響せず、人間の生活リズムの周期は24時間です。

このように温度によらず周期が一定に保たれるには、それを補償する何か特別な性質があるはずだと考えられていて、その性質が「温度補償性」と名付けられています。

この温度補償性は、現在まで完全には解明されていない謎ともなっています。

私が研究に取り組み始めたのは、医学部の４年生、１９９７〜98年のことなのですが、当時から体内時計は、振り子が時を刻むような、ある種の単純な振動現象（発振のリズムを刻む仕組み）ではないかと考えられていました。しかし、そこにはこの「温度補償性」のような謎もあって「そう単純なものではなさそうだ。何かがあるはずだ」と私には思えたのです。それがこの研究に取り組み始めるいちばん大きなきっかけとなり、さらに体内時計と睡眠研究を橋渡しする要（かなめ）にもなりました。

体内時計は体のどこにでもある

では、体内時計はどこにあるのでしょうか？

視野を広くとれば、地球上の生物である私たちの生態系そのものにもリズムがありそうです。もちろん、私たち一人ひとりの体内にも体内時計はあります。「腹時計」などという言い方がありますが、あれは私たちのお腹や頭の中にもリズムがあるという、私たちの自然な感覚から生まれた言葉なのかもしれません。

もっとクローズアップしてミクロに見ていくと、時計は細胞の一つ一つにもあるのです。細胞中の時計についての学説は、１９７０年代のショウジョウバエの研究で、時計を司る遺伝子である「時計遺伝子」と呼ばれるものがどうやら重要そうだ、とわかってきたのが始まりです。

80年代になるとショウジョウバエの「時計遺伝子」の実体が特定され、90年代後半にはヒト版、マウス版といった哺乳類の時計遺伝子も報告されました。ちなみに、このショウジョウバエの時計遺伝子発見については日本をはじめとする多くの研究者が貢献をしていて、最終的に米国の3人がノーベル生理学・医学賞（2017年）を受賞しています。

こうした研究の成果として、「細胞を作る構成要素の中の特定の分子に時計があることがわかった」というのが、2000年くらいまでの生物学の理解となります。

分子の時計が細胞に伝わり、細胞から体内組織や個体に伝わり、個体のリズムが社会のリズムを作り出す——というように、非常にミクロな分子から非常にマクロな社会まで、時計のリズムが伝わっていくことも知られてきました。

もともとの時計の要素は分子レベルからあるわけですから、時計分子、時計遺伝子を含む時計細胞は私たちヒトにももちろん存在しています。それはお腹にも頭の中にも、皮膚にもあり、どの臓器にもあります。まさに、「どこにでもある」のです。一方で、すべての細胞にあるかというとそうではないことがだんだんわかってきています。ほぼすべての臓器にあるけれども、すべての細胞が体内時計を持っているわけではないようです。

観察しにくかった時計遺伝子

さて、その細胞内の分子でできた時計を見てみたいところですが、時計遺伝子はそのままでは見ることができません。

時計遺伝子あるいは時計タンパク質が作られる様子を観察する技術が発明されて、ようやく見ることができるようになりました。それは、ホタルの発光に関わっている発光酵素「ルシフェラーゼ」によるものです。時計タンパク質が作られる際に、時計タンパク質の代わりに、ホタルの光るもとであるこのルシフェラーゼを作ってもらうようにするのです。すると、24時間周期の体内時計の刻みの元である振動を、光の強弱として見ることができます。24時間は非常に長い時間なので、それを1秒ほどに縮めて観察すると、1個1個の細胞が刻む時間をしっかりと観察できます。

最初細胞同士のリズムは同じようにそろっているのですが、1週間、2週間と時間の間隔をのばして観察していくと、だんだんタイミングがずれていきます[1]。

バラつきが出てくるということは、時間が経つうちにバラつきが大きくなってやがて体内時計の機能を喪失するのではないか、と心配になります。実際はそうはなりません。体内時計が全体として機能を喪失しないように体内時計にはバラつきを補正する仕組みがあるようです。

実は、時計の中枢として働き、オーケストラの指揮者のように全体を調律して、時刻合わせをしていく役割を担う細胞も発見されています。そのコンダクター役となる細胞は、「視交叉上核（しこうさじょうかく）」という場所にあります。

視交叉上核は、脳内の視床下部の深いところにあって左右の視神経が交叉する「視交叉」にのっている神経核で、左右に約1万個ずつの神経細胞が入っています。この神経細胞（中枢時計）の刻むリズムは時間が経ってもバラバラにはならず、ずっとそろったままであることがわかっています。

どうやらそこでは、細胞がお互いにコミュニケーションを取りながら時刻合わせをしているようです。その結果として各細胞の時計は、正確な時の刻みを長期間にわたってできているようです[2]。

極端に言うと、中枢時計は非常にそろっていて正確であるのに対し、末梢時計（視交叉上核以外の時計）はバラバラで、不正確です。どちらの時計も同じ時計分子でできているのに違いがあって、中枢時計では互いに「話し合い」をしているので正確性が達成されている、ということがわかってきています。

中枢時計によって全体を調整されている時計分子の針は、しかし、大きく崩れてしまうこともあります。ヒトの場合、真夜中に強い光を続けて二度ほど浴びてしまうと、それぞれの細胞の時計が様々な時刻を示してしまい、バラバラになっていくことが知られています。

これを戻すにはもう一度強い光で刺激することが必要なのですが、刺激さえすればずっとバラバラではなくて、元に戻って時刻が一致した状態になります。

夜中の光は、生物の体内時計にとって「予想外」の出来事です。これは見方を変えると、体内時計はバラバラになることで「予想外のことが起きた」と私たちに知らせていると解釈することもできます（実際には私たちの目には見えませんが）。

つまり、それまでは外光が特定の時間に来ていたので、自分の体の中にある「日の光モデル」も規則正しく、一定時刻を示していました。しかし、予想外の出来事が起きたので体内時計の日の光モデルは対応不可となり、細胞ごとにバラバラになることで不測の事態を示すようになります。

これは生物学的には、「次のどんな刺激にも対応できるように」と準備していることにもなります。

面白いことに、２回目の光を与えた時、時計は非常に速く、新しい時刻に向けて変化していきます。バラバラであればあるほど新しい環境への応答が速く、強くなります。時刻がバラバラになることそのものにも、実は意味があるのかもしれません[3]。

体内の時刻を測る

体内時計の仕組みがわかってくるにつれて、私たちの体内の時刻を読み取ることもできるようになってきました。

体内の時刻を知ることにどんな意味があるのか疑問に思われるかもしれませんが、実は近年、体内時刻の情報が医療でもとても有用だろうということがわかってきました。

例えば１９９４年に、フランシス・レヴィ博士が有名な研究をしました。通常はがん患者に対する抗がん剤治療の場合、昼も夜も同じ濃度で行うのですが、レヴィ博士はある時間帯には抗がん剤を多く、別の時間帯には少なく投与するという、時間によって「メリハリ」をつける研究を行いました。そうするとメリハリをつけた治療を受けた患者さんの生存期間が延び、副作用も少し減る、ということを発見しました。このような体内時計を利用した治療法のことを「時間治療」と言います。

また、様々な薬の効果が時間帯によって違いそうだということもわかってきつつあります。2014年、米国シンシナティのジョン・ホグネシュ博士らが、現在使われているほとんどの薬の効き方が体内時刻によって異なることを予想しています[4]。

このように体内時刻が、薬の効果に大きな影響を与えることがわかってきたのですが、体内時刻は各人で異なります。個々人の体内の時刻を測ればよいはずなのですが、この体内時刻をどのように測るかが実は難問なのです。ヒトが作った時計は、デジタル時計でもアナログ時計でも、今が何時かは針の位置や数字の表示をパッと見てわかります。一方、自然が作った体内時計では時刻はさっぱり見えません。時刻を簡単に測定できる方法が見つかりさえすれば体内の時計は「何時だ」と時刻を特定でき、体内時刻を様々に利用することができるようになります。しかし、簡単に測定する方法が見つかりにくかったのです。

これまで使われてきた体内時刻の測定方法は、体温の移り変わりや血中のホルモン量の移り変わりを基準に測る方法でした。24時間以上にわたってつきっきりで測定をしないといけません。この連続して測定しなければならない状況を何とか変えて、たった一度の測定で体内時刻を知ることはできないでしょうか？

一度の測定で体内時刻を知るために、私は「リンネの花時計」のアイデアの応用を考えました。「リンネの花時計」では、朝に咲く花が咲いていて、昼に咲く花が咲き始めていて、夕方に咲く花が閉じていれば、今の時刻は「朝」だと知ることができます。同様に、私たちの体内で動いている朝遺伝子の産物がすでに作られていて、昼遺伝子の産物が作り始められていて、夕方遺伝子の産物がまだ作られていなければ、私たちの体内時刻は「朝」だと知ることができます。このように、「リンネの花時計」のように様々な時刻で咲く花に相当するもの（遺伝子）を見つければ、その遺伝子の産物の作られ具合を一度だけ測ることで私たちの体内時刻がわかるはずです。

そこで最初に試みたのは、朝に咲く花、昼に咲く花、夕方に咲く花、夜に咲く花に相当するような朝遺伝子、昼遺伝子、夕方遺伝子、夜遺伝子を探すことでした。その結果、２００２年に数百以上の遺伝子（時計関連遺伝子）たちを見つけることに成功し、２００４年には、時計関連遺伝子を利用して、たった一度の測定で体内時刻を知る方法を発明することができました（また、これを論文化しました[5]）。

20年以上前のこの発明は、時間治療の基盤になると考えられています。また時間治療の枠を超えて、農業では作物の体内時刻を測定したり、法医学ではヒトが亡くなった時間をヒト組織の時計関連遺伝子から測定したり、薬理学では薬の主作用・副作用が起こりやすい時間の予測に用いられたりしています。動物を用いた基礎研究では、組織の中に含まれている一細胞の体内時刻を詳しく見ていくことにも使われ始めています。

ヒトの体内の時間――「移りゆく」時間と「巻き戻る」時間と

ここまで体内時計の仕組みとその応用についてお話をしてきましたが、ヒトの体内に流れる時間は体内時計の時間だけではありません。

オーストリアの画家グスタフ・クリムト（1862―1918）が描いた『女の三世代』という面白い絵を見てください（図表2）。ここには、赤ちゃん、お母さん、おばあさんが描かれていますが、ヒトに流れる様々な時間が描かれていることに気づきます。『女の三世代』の絵がまず伝えてくれるのは、赤ちゃんがお母さんになっておばあさんになっていくという、移りゆく時間です。時間は過去から未来に向かって一方向に進んでいくもので、未来から過去へと向かうことはありません（この非対称な時間の性質を「時間の矢」と言います）。

もう一つ、絵の中には赤ちゃんがお母さんになって、そのお母さんから新しい赤ちゃんが生まれるというような、一つの系の中で繰り返される時間も描かれています。

私たちの体は、たった1個の細胞から始まります。その細胞は母親と父親から来て生まれ、成長し、やがて年老いていく移りゆく時間の中にあります。それは宇宙の膨張、生物の進化のように「移りゆく」時間です。私たちが生まれてから死へと向かっていく時間であるとも言えます。

それと同時に、おばあさんからお母さんに、お母さんから赤ちゃんへと生命は受け継がれていくことから、体の一部の細胞は、移りゆく時間をリセットし、時間を巻き戻すような機能も持ち合わせていると言えます。このような、いわば「巻き戻る」時間というのもヒトの体の中にはあるのです。

なぜ、「移りゆく」時間がある一方で

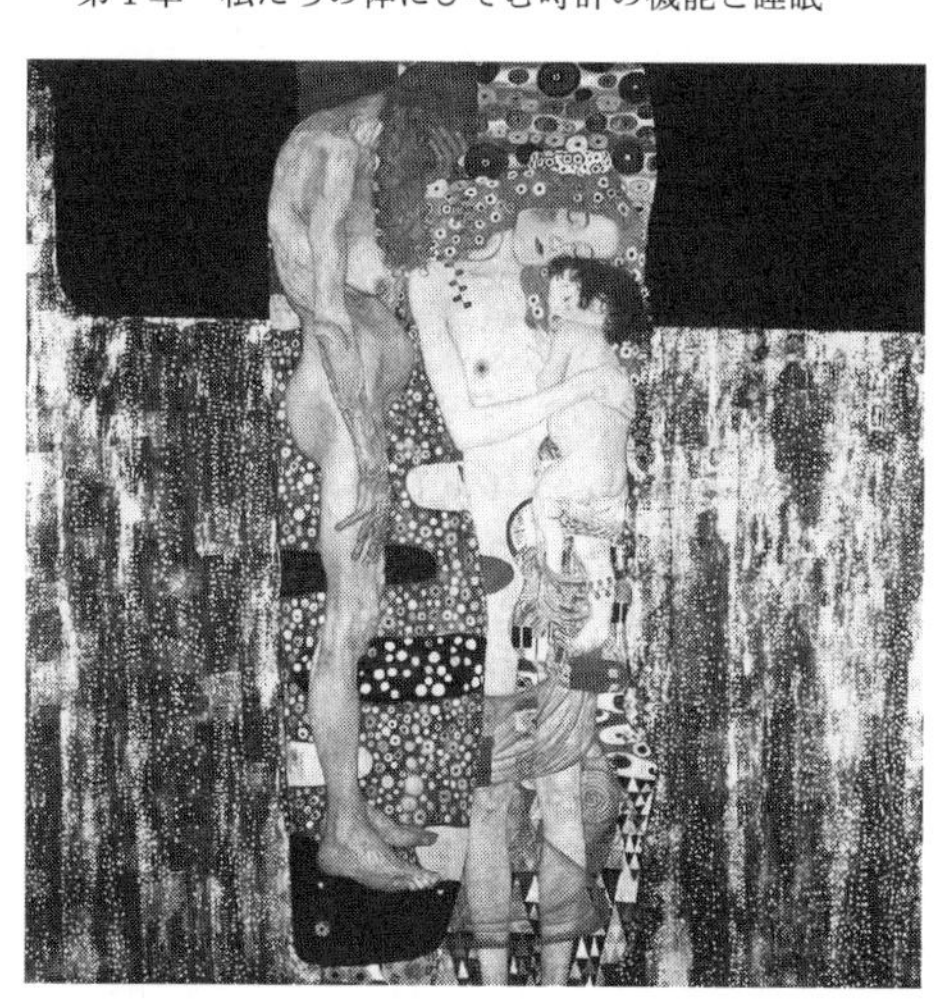

図表2　グスタフ・クリムト『女の三世代』

いかないからです。例えば生殖細胞も体内の他の細胞と同様に、「移りゆく」時間の影響を受けるはずなのですが、おばあちゃんからお母さんを通じて赤ちゃんへ生命が伝わっていくことを考えると、必ずしも世代を経て劣化していくわけではありません。劣化しないためには体の中で時間が巻き戻っているはずなのです。

本章で紹介した1日24時間のサイクルで日々繰り返される体内時計も、この「巻き戻る」時間の一例と言えます。この24時間の体内時計と一見似ている、寝たり起きたりを繰り返す睡眠と覚醒のサイクルも、「巻き戻る」時間の一つです。「移りゆく」時間とは異なる「巻き戻る」時間も、私たちの体には流れているのです。

体内の時間の数え方

では、生物が内包しているこのような「移りゆく」時間、「巻き戻る」時間は、どのように数えられているのでしょうか？　一般の時計で言えば秒をカウントしていく機構です。機械式の時計なら、振り子や発振する部品の振動を利用して秒針を進めたり、表示を切り替えたりしているわけですが、私たちの体は何を数えて時間を判断しているのでしょうか？

振子時計の表示機能

体内時計の
表示機能の欠如

カラダは知っているけど
アタマにはわからない。

人類が作った時計には人にわかる明示的な表示機能がある。
自然が作った時計には人にわかる明示的な表示機能がない。

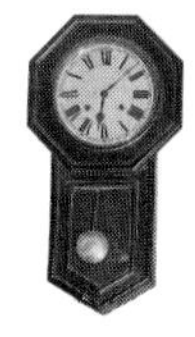

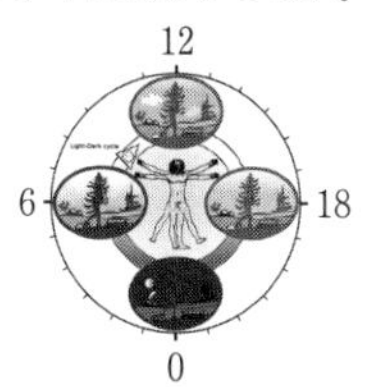

振子時計の設計図

体内時計の
設計図の欠如

細胞は知っているけど
ヒトにはわからない。

人類が作った時計には人にわかる設計図がある。
自然が作った時計には人にわかる設計図がない。

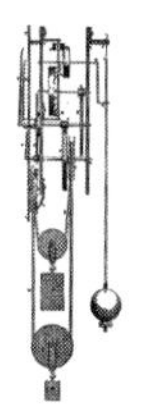

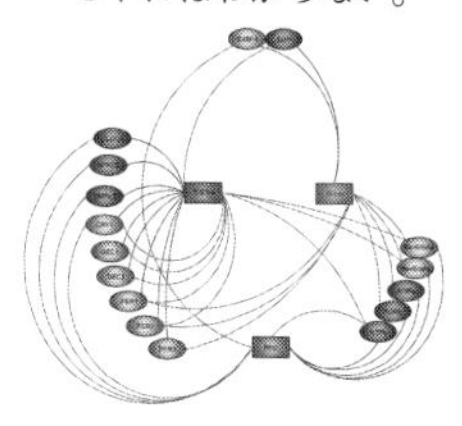

図表３　人類が作った時計 vs 自然が作った時計

体内時計の研究では、歴史的に物質の量が細胞の中で増えたり減ったりすることによって時間を数えているのではないかと考えられてきました。

あたかも、お風呂に水がたまっていくように細胞に時間を表現する物質がたまっていき、お風呂から水が抜けていくように細胞から時間を表現する物質が消えていくことで、時間が進んだり巻き戻ったりするという仕組みです。朝遺伝子、昼遺伝子、夕方遺伝子、夜遺伝子の産物が細胞や組織の中にたまっていくことで時間を数えているというわけです。「体内時刻」を測定する方法で示したように、時計関連遺伝子の産物の量を測ることで、体内の時刻も知ることができます。

また、2005年の名古屋大学の近藤孝男先生たちによるシアノバクテリアの体内時計の研究では、時計遺伝子の産物である時計タンパク質を試験管の中で見たところ、タンパク質の量はまったく変わらずに、そのタンパク質につく印が24時間で増えたり減ったりするということがわかってきました。[6] それは、紙に鉛筆で絵を描いていくように、タンパク質に時間を表現する印が刻まれていき、紙に描かれた絵を消しゴムで消すようにタンパク質から時間を表現する印が消えていくことで、時間が進んだり巻き戻ったりするという仕組みです。

シアノバクテリアの時計と私たちの体内時計は必ずしも同じではないかもしれませんが、私たちの体内時計の温度補償性の研究のように、ヒトの体内時計に関しても、時間の印を考えることで初めて説明できる現象が見つかりつつあります。

このように生命が時間を数える仕組みとして、お風呂に水がたまっていくように物質の「量」で時間を数えている仕組みと、紙に鉛筆で絵を描いていくように物質についた「質」

で時間を数えている仕組みの二つが提案されています。特に物質に印をつけることで時間を数える仕組みに関する考え方が、後に私たちの次の睡眠研究につながっていきます。

生命の不思議を探究することへのこだわり

私が小学４年生くらい、10歳前後の頃だったと思います。

私の家では母も仕事をしていたので、妹と私はいわゆるカギっ子でした。ある日、帰宅すると妹はいなくて独りぼっちでした。その時、得も言われぬさみしさを感じました。その孤独感は、ほどなく帰宅した母との日常会話で解消されたはずなのですけれど、会話をするうちにまた小一時間前の感覚と感情がぶり返し、心を締めつけてきました。

その頃の私は、外側の世界に目を向け始めただけでなく、内側にも目を向けるようになっていました。この世界はどうなっているんだろうと思いながら、自分自身はどこから来た何者なのだろうと、自分が存在する意味について考え始めていたのです。それまでは無邪気に過ごせていた自分と同じ自分であるのに、世界の一部としての自分を考えるようになったら、簡単には人に聞くことができない疑問や、誰にも答えが見つからないような問いを心の内に持つようになっていました。

すっかり大人になった今になっても時々、あの黄昏時を原初的な体験として思い出します。今にして思うとあれは、私の体内時計のしわざ、夕方遺伝子の作用だったのかもしれないし、思春期にありがちな感傷にすぎなかったのかもしれません。それでも私が、「人間とは何か」「自分とは何か」を考えていくきっかけとなった大切な体験です。

次章では、体内時計や睡眠の研究を支えてきた生命科学分野の技術発達と、そこに歩調を合わせるように進むことができた私の研究について話をしていきます。

(1) Welsh DK et.al., Curr Biol. 2004 Dec 29;14 (24):2289–95.
(2) Yamaguchi S et al., Science 2003 Nov 21;302 (5649):1408–12.
(3) Zhang R et al., Proc Natl Acad Sci U S A 2014 Nov 11;111 (45):16219–24.
(4) Ukai H et al., Nat Cell Biol. 2007 Nov;9 (11):1327–34.
(5) Ueda HR et al., Nature 2002 Aug 1;418 (6897):534–9.
(6) Nakajima M et al., 2005 Apr 15;308 (5720):414–5.

第2章

生命科学のパラダイムシフトと新世代の研究

ゲノム解読で変化を遂げた研究手法

分子や遺伝子のレベルから生命を探究していく学術領域である生命科学は、２０００年頃に大きな変革の時期を迎えました。

状況を劇的に変えたのは、ヒトゲノム計画によるヒトゲノムの解読でした。

ヒトゲノム計画は、ヒトの遺伝子の総体（ゲノム）をすべて読んでしまおうという大胆な試みで、計画されたのは１９９０年頃のことです。最初期、遺伝子の配列を読む作業は手作業で行われていて、ヒトゲノムは30億塩基もの遺伝暗号で書かれているため、そのすべてを読み切るのには途方もない時間がかかると予想されました。

が、遺伝暗号を読む作業は自動化されて高速化し、計画開始から10年後の２０００年にドラフト（草稿）という形での一応の解読完了をします。その後も計画は続き、十分な精度が得られた２００３年に、ヒトゲノムの解読完了が宣言されました。

このヒトゲノム計画からわかったのは、私たちは2万数千もの遺伝子を持つということです。

ゲノム解読以前の生命科学の研究は、薄暗いステージで行われる演劇のようなものでした。舞台演出家の立場を研究者に見立てると、研究者は全容の見えない暗いステージの一部にスポットライトを当てて「重要な役者（遺伝子）」を見つけ出すことに心血を注いでいたのです。ゲノム解読以降になると、今度は舞台に上がっている登場人物が全部で何人いるかといった詳細がわかってきています。

しかし依然として、誰が重要人物で、主役にふさわしい芝居をしてくれるかの見込みはありません。母数が増えたぶんだけ、一見、絞り込みはより難しくなったようにも思えます。そのため、ただ登場人物の全容を明らかにするのではなく、配役にふさわしいと考えられるキャスティングリストを用意し、その中から重要人物を探し当てていくやり方へと研究の方法は変化しました。手作業で暗がりの中で研究を進めていたところから、全体がイメージできる中でどれを調べればよいか見当がつくようになったのですから、以前より研究の見通しはつけやすくなり、深まったと言えます。

生命科学と工学分野の融合

別の面での大きな変化は、２０００年を境に、生命科学がシステムの時代に突入したことです。

2万数千もの遺伝子を対象物として扱うとなると、人間の手作業だけでは不可能になります。以前は、「調べよう」という強い意志で一つひとつの遺伝子を調べていったわけですが、それではとても目的を達成することができません。そこで、例えばロボットを使ったり半導体の技術を応用したりして網羅的に調べていくという機械的な流れが出てきます。これは、工学と生命科学の融合の流れになります。

また、30億塩基対という膨大なヒトゲノムの遺伝暗号中の「秘密」を読み解いていくのは人の手にあまるため、コンピュータを用いた生命科学も急速に勃興していきました。こちらは、計算機科学と生命科学の融合の流れになります。

2000年を境に生命科学は、工学や計算機科学の力を借りつつデジタル化、システム化されていき、過去に〝謎〟とされていた事象もスピードアップして解明がなされていくようになりました。以降、2010年頃までのあいだ、生命科学のパラダイムシフトが進んでいくことになります。

ヒトを研究する道を選んでいく

私がこの分野の研究者になろうと考え始めたのは、久留米大学附設高等学校に入学して

一、二年たった頃からではないかと思います。ぼんやりと、自分は人間の〝内面〟に興味があるので、人間そのものをテーマとした学問を学びたい、と考えていました。

かといって、言語を頼りに人の内面を探るようなことはあまり得意ではなく、例えば哲学などの学問分野は難しいだろうと思いました。言葉のアプローチは魅力的に見える一方で、当時の自分は自分の言葉に確たる自信を持っていなかった。それより実証的に積み上げていく自然科学の領域で人間を扱いたいと考え、医学の道を進むことにしたのです。臨床医になることはまったくイメージできませんでした。

高校時代に大きな影響を受けたのは、校長の緒方道彦先生です。緒方先生は九州大学医学部の教授だった方で登山家でもあり、第一次南極観測隊に医師として参加したり、ヒマラヤ遠征もされています。魅力的な緒方先生の起伏に富んだ人生のお話を聞くのが楽しくて、先生に少しでも近づきたいと思うようになりました。

高校二年の夏には、進学を視野に入れ東京大学の医学部を見学することになりました。その際に緒方先生から紹介していただいたのが、野々村禎昭先生です。緒方先生の専門は生理学で、野々村先生は薬理学です。

医学部ではまず、解剖学という身体の構造についての学問を学びます。次に、その構造が持っている機能についての学問である生理学を学びます。その最後に学ぶのが薬などを含めた制御の学問である薬理学なのです。というわけで、緒方先生とはジャンルは少し違いましたが、野々村先生は退官間近の年齢にもかかわらず、高校生の私に進行中の研究の話を熱く語ってくれました。

野々村先生や緒方先生のように、人生を賭けて何かを突き詰めていく仕事もあるのだな、そんな職業は面白そうだと思えたことは、私の選択にかなり影響したと思います。

その当時はまさかこの自分が将来、野々村先生と同じ東京大学の医学部の薬理学講座の教授になるとは思いもしませんでした。

新世代を引き寄せた「システム生物学」

生命科学がパラダイムシフトに直面していた2000年前後から2010年にかけて、私は東京大学医学部（2000年まで）、大学院医学系研究科、理化学研究所（2003年から）にいたことになります。

学生の私にとって、生命科学への工学的なアプローチ、計算機科学的なアプローチが主役になりそうな当時の気配は、非常に刺激的なものでした。しかし、その当時、東京大学にはそうしたアプローチで取り組む研究室は少なかったのです。学生の自分には見えなかっただけなのかもしれないのですけれど。

　日本で先駆的だったのは、ソニーコンピュータサイエンス研究所（ソニーＣＳＬ）でした。所眞理雄（ところまりお）先生が所長で、後に所長になる北野広明先生はシニア・リサーチャーでした。学部４年生だった私は研究所に出かけて行き、「コンピュータを使って生命科学をやりたいんです」と相談しました。５年生の１９９９年には、原宿でコンピュータを使いながら概日時計の研究を始めることになりました。

　２０００年には徐々にヒトゲノムも解けてきますから、私はゲノムとともに生命科学の本格的な研究を始めるかたちになりました。生命科学分野にとっては新時代の幕開けです。ゲノムが解明された環境下で生命科学研究に取り組み始めたのは、ちょうど私たちの世代からになります。

　当時は、いよいよ私たちの体を機械のように捉えることができるようになり、最終的には細胞を作って体を作るところまで生命科学は進んでいくのではないか、という未来論も顕在化していました。一部分だけではなく、全体の部品を含めて生命や生物をシステムとして捉えていきましょう、という新しい生命科学の立ち上がりです。

「システム生物学」（システムズバイオロジー）の言葉ができたのも、その頃のことです。原宿でプロジェクトに携わっていたある晩、北野先生が「ちょっと面白い言葉を思いついたんだけど」と声をかけてきました。工学分野には「システムズエンジニアリング」という言葉があります。それにバイオロジーを結び付けた「システムズバイオロジー」という言葉はどうだろうか？　と。物事に新たに名前を与えると私たちの認識もクリアになることがありますが、まさにその一言でしか言い表せないような分野が生まれているのではないか、というわけです。「それいいですね」「いいだろ？」と興奮しながら話したのを覚えています。

細胞を「つくろう」と議論する

システムズバイオロジーの国際学会「システムズバイオロジー国際会議」（ＩＣＳＢ）は、２０００年に第１回が東京で開かれ、以後、大きな国際学会に育っていくことになります。

システム生物学は広義には、システムに含まれる要素を見つける、システムの挙動を測る（予測する）、システムを操る、システムを作るという試み全体を指します。狭義では、システムに含まれる分子を見つける、測るという試みを指すこともあります。

システム生物学の中でも、特に「操る」「作る」を目指す生命科学の動きは２００５年くらいに起こりはじめ、それは「合成生物学」（シンセティックバイオロジー）と呼ばれるようになりました。きわめてコンセプチュアルな概念なので、それが絵に描いた餅にならないように、各々がその内容を研究で埋めていかなければという思いを共有していました。私が概日時計という、ある意味で単純な振動現象を研究対象として取り組んでいったのもそういう流れの中でのことです。

私たち若手の有志が集って「細胞を創る会」と称する会合を開くようになったのは、２００５年からのことです。「細胞を創る」などと言うと専門外の人はたいてい怪訝な顔をしますし、今でも奇天烈な考え方だと解釈されてしまうのですが、当時からわれわれは大真面目に「生命を創る」ということを議論していました。

合成生物学とは、生命科学で判明したことが本当に正しいのか、さらにはより生命らしいものがあるのではないかという探究の姿勢から、動作原理や情報に基づいて生命システムを設計したり再構築したりする学術分野です。

生命の基本単位である細胞にはまだ、何を満たせば細胞と言えるかという明確な定義がありません。あるいは生命とは何かという定義もまだありません。であればこそ「細胞を創る」ことを通して「生命の基本は何か」を考えていかなくてはならないのだ、と私たちはディスカッションを続けていました。

「細胞を創る会」は、2007年には『『細胞を創る』研究会」となり、現在も活発に活動を続けています。

先送りしていた「温度補償性」の問題

このように私個人は、最初は「システム」という言葉に惹かれ、この分野の研究に本格的に取り組み始めました。しかし、そこには、後になって気づく反省もありました。生命や細胞をシステムとして捉えて研究することには、面白さとともに盲点もあったのです。その盲点に気づき始めたのも2005年ぐらいのことです。

第1章で少し話したように、研究の結果として概日時計についての最初の論文が『ネイチャー』に掲載されたのが2002年。その後、2005年には、体内時計の遺伝子回路のネットワーク構造を同定した研究成果を『ネイチャージェネティクス』で発表しました。

論文に反響をもらい、手ごたえを感じつつも、私は体内時計システムを解明する面白さに引っぱられすぎていたことに気づきました。体内時計の最大の謎である「温度補償性」

については先送りをしていたにすぎなかったのです。実際、体内時計の遺伝子回路のネットワーク構造がわかっていろいろと考察してみたものの、一番の難題である「温度が変化しても時間の進みは一定」「地球のどこにいても1日の周期が24時間であることは変わらない」ことのメカニズムはどうしても説明できないまま、壁となって立ちはだかっていました。

温度とは分子のスピードのことです。分子のスピードが速くなると、そのぶん化学反応も速くなります。体内の時計もすべて化学反応なので、温度が高くなれば時計も速く進むはずです。しかし、赤道で北極近くより時間の進み方が2倍速いなどということはありません。地球のどこにいても、体内時計が24時間で一定なのはなぜなのでしょうか？

温度補償性の考え方で多数派だったのは、温度が変わると酵素反応が数倍以上変わるのだから、温度が上がった時には反応スピードを遅くする酵素がより強くなり、スピードを速くする酵素は強まり方がやや弱いのではないか、それでバランスが成立しているのだろう、というものでした。

私も「そうかもしれない」と同意しつつ自分なりに思索してみたのですが、どうにも謎は解けません。改めて、この問題の根本を考えました。

温度補償性問題で「時間の進みが2倍変わってよいのに変わらない」ということが重要であれば「24時間周期がどうコントロールされているか」を解くことでその答えに近づけるはずです。つまり、細胞の中で体内時計の周期を決定する仕組みにこそ温度補償性の謎が隠されている可能性がある、と考えたのです。

温度変化に強い酵素がある

それからはまた、実験の連続です。研究室の鵜飼英樹さん、礒島康史さん、中嶋正人さんらが実験に取り組んでくれました。試験管内の細胞に時計遺伝子を大量に入れたり、それをなくしたりということを次から次にやってはみたものの、24時間周期はほとんど変わりません。

最後にダメ元で、いろんな化合物を試験管の中の時計細胞に振りかけていくという実験を繰り返しました。特別な装置を作って、384個の穴が開いたプレートの中に反応の様子がホタルの光（ルシフェラーゼ）でわかるように工夫した時計細胞を培養し、化合物を一つずつ加えていったのです。

そして、それぞれの細胞の発光のパターンを調べていったところ、いくつかの化合物を加えた場合には、周期の長さが変わっていました。面白いことに、ある化合物を加えた場合には、1日の長さが24時間の倍の48時間に延長してしまうことさえあったのです。

周期の長さを伸ばすような化合物が10個ほどあったのですが、その性質を調べてみると、最終的には9個が、タンパク質に印をつけてタンパク質の性質を変化させる（リン酸化する）酵素、つまり「リン酸化酵素」を共通してターゲットにしていることがわかってきました。[1]「カゼインカイネース1デルタ」や「イプシロン」というリン酸化酵素です。

つまり、このリン酸化酵素が、体内時計の周期を決めるのに決定的に重要だということ、その能力は周期を2倍以上も変化させることがわかったわけです。どうやら時間を決める仕組みというのは、何か「印」をつけるような酵素が決めているらしい、ということです。

そこで次に、そのリン酸化酵素を取り出し、試験管の中でその酵素の反応スピードである「酵素活性」を測りました。予想としては温度を10度変えたら2倍ぐらい酵素の反応スピードが変わるはずなのだけれども、全然変わりません。温度を15度に下げても、40度まで上げても、酵素の反応スピードは変わらなかったのです。そのリン酸化酵素は、非常に温度変化に強く、温度に依存しない特別なタイプの酵素でした。

この実験結果は、私にとっては最初の思い込みを実験データで修正できたのですから、うれしいものでした。が、ある意味で、ショックでもありました。

どうやら私は、体内時計をシステムとして捉えようとしすぎていたのでしょう。タンパク質の「分子」などと一言で言っても、その中にはたくさんのアミノ酸が連なっていて、またその中にはさらに膨大な数の原子があります。そうした部品がそれぞれに個性を持ちながら協調し合って酵素としての性質を作り出しています。しかも蓋を開けてみると、サッカーに喩えればメッシ選手のような突出した個性と技術のある酵素があり、それが大きな鍵を握っていたわけです。結局大切なのは個性でした。しかし、私はその事実を無視して全体のシステムばかりに注目していたようです。

これは余談になりますが、作家の村上春樹さんがエルサレム賞を受賞された際の「壁と卵」というスピーチ（2009年）に、自分自身が陥っていた罠を指摘されたように思いました。そのなかで村上さんは、「どれほど壁が正しく、卵が間違っていたとしても、それでもなお私は卵の側に立ちます」と作家としての姿勢を述べられていました。ここで言う「壁」とはすなわちさまざまなシステムのことですが、生命というものをシステムとして捉えた時には、どうしてもシステムを構成している部品の個性というものが削ぎ落されてしまうのです。

部品一つひとつに手触りがあって個性豊かで、そこに重要な性質が書き込まれていることも多々あります。さらに部品の中にもいろいろな性質があり、部品の内部にもシステムがあって、そこからもいろんな性質が出てくるはずなのに、システムと言った瞬間に、部品と部品との間にのみ情報が宿ると仮定されてしまうのです。もちろん部品と部品との関係の間に答えが宿ることもある、でもそちらだけを見ていては、個々の個性の豊かさを見失ってしまう。

機械式時計の部品である歯車一つにも役割と個性があるように、体内時計の部品にも役割と個性が宿っていました。まさにその一つひとつの個性を見極めることにこそ、研究の突破口があることを思い知らされる出来事だったのです。

全体のシステムを想定することは当然必要ですが、全体と細部を往還しながら考えることはこの時以来、常に意識するようにしています。

時計タンパク質には「印」がつけられる

話を戻すと、私たちはリン酸化酵素が温度補償性において重要であるということの結果から、もしかしたら時間は「量」で決まるのではなく、タンパク質に何か「印をつける」（質を変える）ことで時間が書き込まれているのかもしれない、と考えるようになりました。

こんなにも温度変化に強い酵素が存在するのだから、そんな酵素が「印をつけたりはずしたり」することが「時間が進んだり時間が戻ったりする」現象に対応しているのかもしれない、ということです。

時計タンパク質に「印をつける／はずす」を一回りとすれば、印をつける相手（基質）が一つでも、印をつけたりはずしたりする酵素があれば一回りできることになります。

このことを理解するには、スポーツの周回レースをイメージするとよいかもしれません。例えば自動車のＦ１レースでは、Ｆ１カーがサーキットを周回し、規定の周回数を終えたらゴールして最初のスタート地点に戻ります。ゴールした時には印がつき、再度一斉にスタートして、周回終わりにはまた印がはずれ、ゴール（スタート地点）に戻ってくる、そんなイメージです。

Ｆ１カーがランダムに走り出してしまうと全体がバラバラになってレースにならなくなってしまうので、毎回、参加するＦ１カーはすべて同じスタートラインに並び直します。言い換えると、ある時計タンパク質（Ｆ１カー）がリン酸化されたら（印がついたら）、その状態で他の時計タンパク質がリン酸化されるまで少し待っているという仕組みになります。

そんな仕組みであれば、理論的には、たった1分子の状態が変わるだけで時計を作ることができそうです。どうやらこれが、新しいタイプの体内時計の時間の作り方の候補になりそうです。[(2)]

このイメージは、紙に書いたメモでも説明できるかもしれません。紙（時計タンパク質）にエンピツ（リン酸化酵素）で目印が書かれたら、24時間後には消しゴム（リン酸化酵素）で消されて白紙に戻る、そんなイメージです。紙を破り捨ててまた白紙で一から準備する、ということでもよいのですが。

ともかく、こうして、体内時計と温度補償性問題ではリン酸化酵素がかなりの役割を果たしていて、この問題は前提を変えることで解決できる可能性が出てきました。

私の研究はその後、リン酸化酵素のヒトの生活リズムやサイクルへの影響を探っていくことになり、そこから自然と「睡眠」の探究へと移っていくことになりました。

（1）Isojima Y et al., Proc Natl Acad Sci U S A 2009 Sep 15;106（37）:15744–9.
（2）Craig CC et al., Cell Rep. 2012 Oct 25;2（4）:938–50.

第3章

細胞から個体へ——睡眠研究前夜の技術開発

先進研究に必要不可欠な二つの技術

ここまでお話ししてきた体内時計を主にした私の研究の過程は、言い換えると「分子と細胞の間をつなぐ」ことであった、と言えます。それは、概日時計細胞の持っている様々な性質を分子の言葉で説明していくという作業でした。

２０００年から２０１０年にかけてゲノム解析が進んだことで、概日時計研究のような分子と細胞の間の関係は解明がだいぶ進むことになりました。ゲノムという分子のカタログがわかることで、それが集まってできる生命の基本単位である細胞の性質の解明にだいぶ近づけるようになったのです。

一方で持ち上がってきたのは、細胞の集合体である私たちの脳や体のようなさらに複雑な対象、言わば「私たちそのもの」をどうやって理解していったらよいのか、という問題です。例えば睡眠のように脳全体や体全体で起こるような個体レベルの現象に関しては、分子のカタログを用いるだけでは、なかなか答えに近づくことができません。

私たちの体の中には数十兆個もの細胞があり、それらの細胞がネットワークを作っています。その一つ一つの細胞の中には、２万数千個以上もの遺伝子、あるいは遺伝子産物によって作られる分子のネットワークが存在しています。そして、一つの遺伝子の変化はその遺伝子産物（分子）を有する細胞に変化をもたらし、その細胞の変化は体の変化をもたらします。例えば私たちの体が病気になる時は、環境や遺伝子によって生じた遺伝子自体の変化、遺伝子産物の変化が細胞の変化をもたらし、その細胞の変化が臓器や個体の変化をもたらすわけです。

このように私たちの体は、分子（遺伝子や遺伝子産物）、細胞、個体（臓器）という複数の階層からなっています。となると、先々の研究では分子と細胞だけでなく、細胞と個体の間の理解を深めていかなければなりません。

そこで私たちは、このような複雑な個体レベルの現象の解明をするには、脳全体、体全体を見渡してすべての細胞を解析する技術が必要だと考えるようになりました。

また個体レベルの現象は、細胞レベルの現象と比べてより複雑であるため、多くの仮説を検証することが必要不可欠です。くわえて個体レベルの現象は、細胞レベルの現象に比べて、一つの仮説を検証するために通常はより長い時間が必要になります。たった一つの仮説を検証するために数年かかってしまうということも稀ではありません。仮説検証のために遺伝子の働きを個体レベルで調べる作業には、特定の遺伝子を失わせた動物を新たに作り出したり、特定の遺伝子を改変した動物を作り出すことで実施するのですが、このゲノム改変動物の作製には1～2年の単位で時間がかかるのです。

なぜゲノム改変動物の作製に1～2年もの期間がかかるのかというと、新たな動物を作成する場合には、生殖細胞の特定の遺伝子に変異を入れなければならないからです。その変異を持った生殖細胞から生まれた細胞だけで構成された動物を作るには、動物の交配を数多く行い、複数世代を経る必要があります。医学研究ではマウス（ハツカネズミ）を用いることが多く、この動物はハツカネズミの名の通りに20日間ほどの妊娠期間で出産をして、2ヶ月ぐらいで次の子孫を残せるようになります。つまり3ヶ月ぐらいが1世代の単位になるのですが、ゲノム改変動物として実験に使用できるようになるまでには少なくとも5～6世代を経る必要があるため、1～2年の期間がかかってしまうのです。

そこで、一つの仮説を検証する時間を短くするには、交配を行わずにゲノム改変動物を一気に作る技術「次世代遺伝学」が必要不可欠になる、と私たちは考えました。

このような問題意識のもと、私たちは二つの目標を立てました。一つ目は、脳や体に含まれているすべての細胞を解析する技術を作り上げ、「細胞のカタログ」を作ることです。もう一つは、個体レベルでの仮説を3ヶ月程度で終了できる技術である「次世代遺伝学」

を作ることです。この二つの技術開発には２０１０年頃に取り組み始め、それが進んだことで、ようやく個体レベルでの現象の解明が進められる素地ができていったのです。

ちょうど同じ頃に始めることになった睡眠研究は、まさにそうした技術開発の恩恵を得ることになりました。その結果として、レム睡眠に欠かせない遺伝子やノンレム睡眠の制御に重要な遺伝子を発見できています。

睡眠の仕組みの発見の話は次の第４章でお話ししたいと思いますが、本章では、睡眠研究に先立つ睡眠研究前夜にどのような技術開発が行われたかについて解説をしておきます。具体的には、すべての細胞を解析する技術を用いて「細胞のカタログ」を作りあげていく技術開発、交配を行わずにゲノム改変動物を一気に作る「次世代遺伝学」の技術開発に焦点を絞って話してみたいと思います。

細胞のカタログ作り――全身の細胞の数はいくつか？

睡眠は脳の全体で起こる現象ではあるのですが、私たちが睡眠研究を始めた２０１０年頃は、細胞レベルでの仕組みとして様々な仮説が提唱されていました。

仮説の一例としては、古い脳（例えば脳幹）には概日時計の視交叉上核と同じように睡眠に重要な神経核（神経細胞の集団）があり、その神経核が脳全体の睡眠を制御しているというものがあります。別の仮説では、より新しい脳（例えば大脳皮質）にある神経細胞一つ一つに睡眠の重要な性質が備わっていて、睡眠は脳の一部分でも起こるローカルな現象であるという考え方もありました。

これらの仮説を一つ一つ検証していこうとすると、脳のほんの一部だけを見るのではなく、脳全体を1細胞レベルの解像度でつぶさに見ていくことが必要なのではないか、と私たちは考えました。そこで私たちは、脳全体を捉える全細胞解析技術を開発するプロジェクトに取り組み始めたわけです。脳だけではなく私たちの体を構成する様々な臓器は、細胞という生命の基本単位からなっていますので、すべての細胞を解析していく技術は広い応用につながっていくとも考えられました。

科学とはジャンルが違いますが、こうした体の細胞の有り様を象徴的に示した絵を紹介してみましょう。美術の教科書に載っているフランスの画家ジョルジュ・スーラ（1859─1891）の絵です（図表4）。スーラは「点描法」を発明した人です。スーラは、原色の小さな点々をキャンバス上に置き重ねてそれまでにない鮮やかな色彩の絵を描き、ポスト印象派の時代を切り拓きました。

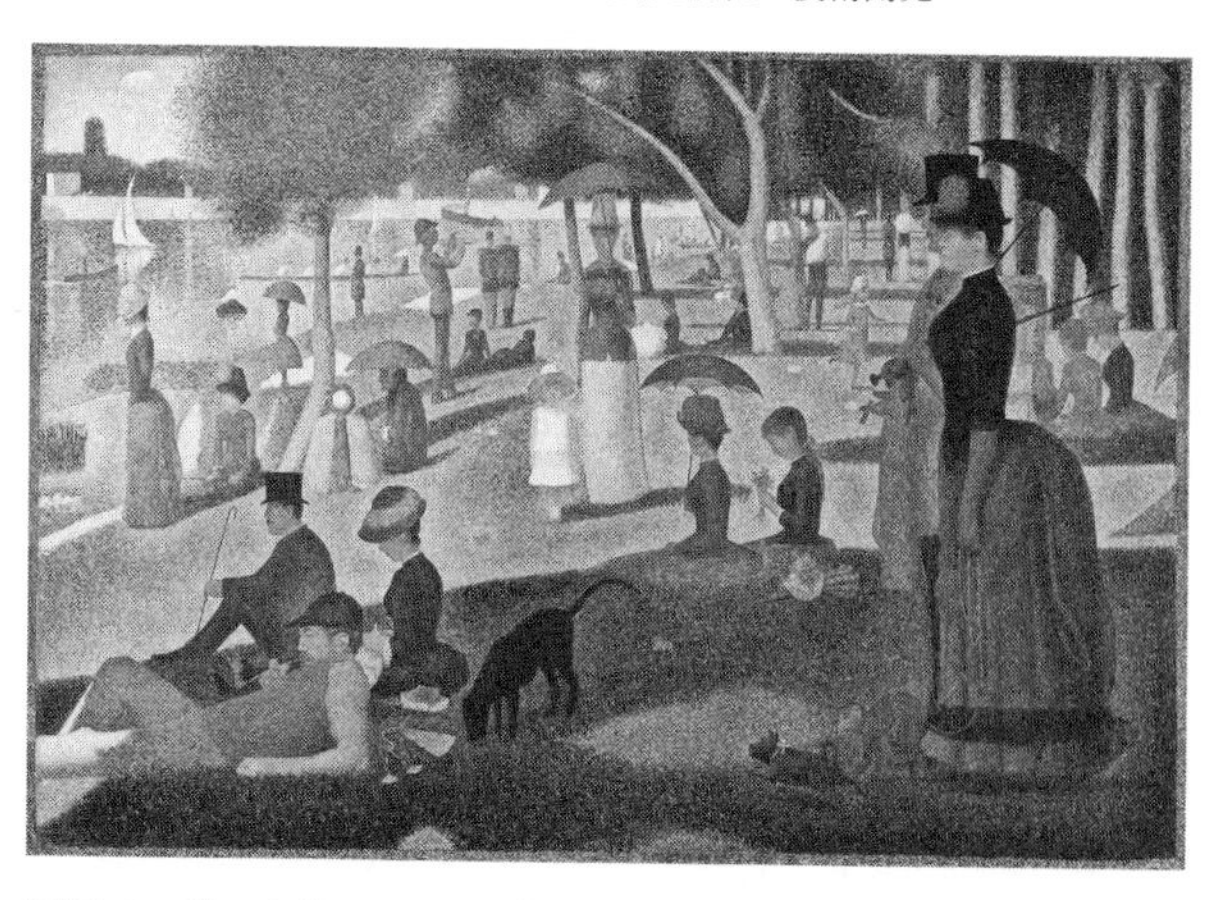

図表4　ジョルジュ・スーラ『グランド・ジャット島の日曜日の午後』

スーラの描いた人物、例えば『グランド・ジャット島の日曜日の午後』の婦人の絵に実際に近寄ってみると、連続した色面で見えていた服も互いに少し離れた細かな原色の点で描かれていることがよくわかります。実は私たち自身も、こうした飛び飛びに離れた離散的な粒々である細胞を基本単位としてできあがっています。

細胞は、350年ほど前、顕微鏡が発達した時点で発見されました。イギリス生まれの科学者であるロバート・フックが顕微鏡を使ってコルクの切片を観察し、そこに修道院の小部屋が並んでいるような構造を見つけて「セル(cell)」(細胞)と名付けました。

細胞は私たちヒトを含めた生命の基本単位で、細胞が発見されてからだいぶ時間が経つのですが、いまだに私たちの全細胞を見た人はいません。生命科学の発展のうえでは、体の中に細胞が何個あるかも大変重要な問題になってくるのですが、実はその答えもまだ出ていません。

ヒトよりだいぶサイズの小さいマウスでもそれは同じことで、手のひらに乗るくらい、体重30グラムほどのサイズの動物でもよくわかっていないのです。ただ、1グラムあたり10億個ほどの細胞があるだろうと考えられており、30グラムであれば300億の細胞があるだろうと予測されています。

これほどの規模になると、数え上げるのはもちろん、個々の特性や働きで種類分けして「細胞のカタログ」のようなものを作るのは容易なことではありません。マウスの全細胞でさえ300億規模なのですから、小さなマウスの細胞全部を見ていくだけでも、宇宙から地表の一人の人間を見て判別するのと同じくらい、もしくはそれ以上に難しいプロジェクトになります。

というわけで、2010年代以降になっても、私たち生命科学の研究者、特に生物の個体システムを解こうとする者にとって、この「細胞のカタログ」作りは難航していました。分子レベルのゲノム配列に相当するようなものが、より複雑な細胞ではわからない。

どうにかしてそれを手に入れたい。２０００年代から「細胞をつくろう」と議論を重ねていた私たちは、まずは自分たちで細胞のカタログを作ってみようと考えたわけです。

細胞を透明にする技術

細胞のカタログのために必要になるのは、細胞を見わける技術です。

そのために私たちがまず取りかかったのが、細胞の透明化技術の開発です。それは文字通り、細胞を透明にして、なかで何が起きているかをつぶさに見るための技術です。細胞の透明化と睡眠の研究は離れているようですが、実は深く結びついています。

透明化技術開発のきっかけは、脳の中でどの部分が睡眠の中心的な機能を担っているのか、そこが判然としないことでした。体内時計における視交叉上核のような司令塔が睡眠の場合には何なのかがよくわかりません。また、体の細胞のほとんどは体内時計を持っているわけなのですけれども、睡眠となると、どの細胞も眠れるのか、あるいは眠ったり起きたりするのか――睡眠と覚醒が一細胞単位で起きているのかもよくわかりません。

そこで、一細胞の単位で全細胞を見ていくような技術が必要だ、というところから透明化技術を開発していった経緯があります。

実際、2016年の仕事では、睡眠に対するカルシウムの働きを実証するために、透明化技術を応用しています（睡眠とカルシウムの関係については後述します）。

このように、私たちの研究は、技術の開発と並行しながら進められてきました。ある仮説の実証のために実験技術が必要になり、技術を開発するとまた新しい疑問や仮説が生まれてきます。そこでさらに技術による実験と研究を進め、その結果として答えが見つかっていく、という順番で私たちの研究活動は進みます。発見の前には技術の発明が存在しているのです。

さて、この透明化のメカニズムについて少し説明してみましょう。

そもそも、物が透明にならないのはなぜかと言うと、二つ理由があります。まず一つ目は、物の中を光がまっすぐ通らないからです。なぜ、物の中を光がまっすぐ通らないかというと、物の中には様々な物質があるからです。それぞれの物質を光が通っていく際のスピードが物質によって違っているため、光が曲がってしまうのです。物の中を光がまっすぐ通るためには、物全体の中を光が通る際のスピードに、見たい物質（タンパク質や核酸）の中を光が通る際のスピードをなるべく近づけていく必要があります。

例えば、脂質や骨の場合のように、見たい物質以外のものは取り除いてしまうという化学処理をします。脂質や骨の中を光が通るスピードは、タンパク質や核酸と比較すると遅いので、脂質や骨は化学処理をして取り除こうというわけです。他にも例えば水の場合のように、見たい物質の性質に近づけるという化学処理をしたりもします。水の中を光が通るスピードは、タンパク質や核酸と比較すると速いので、水の中に光を遅くする物質を溶かし込むことで、水の中を光が通るスピードをタンパク質や核酸の中を光が通るスピードに近づけていこうというわけです。タンパク質を取り除いたり、混ぜ込んだりといった化学処理を行うことで、物の中を光がまっすぐ通るようにして物を透明にしていきます。

物が透明にならない二つ目の理由は、物に色がついていて光が吸収されてしまうからです。私たちの体のなかには髪の毛に含まれるメラニンや血の色のもとであるヘモグロビンのような光を吸収してしまう物質があります。こういった色素を取り除くことができれば、光が吸収されずに体の奥まで届くので、研究するうえでとても都合がよいのです。透き通ってしまうと何も見えなくなるのではないかと思うかもしれませんが、蛍光物質を使ってマークしながら観察できます。特定の波長の光を使いながら深部まで観察できるようになるのです。

細胞を透明化する技術もずいぶん古くからあって、実は１００年以上前から取り組まれています。まずは私たちも従来の透明化手法を試そうとしたのですが、大人のマウスの脳などの組織を透明にするのは難しい状態が続いていました。そこで、私たちは、現代的な方法で私たちなりに挑戦していくことにしたのです。

現代は化学も発達していて、様々な物質が手に入ります。それを一つ一つ試していけば、優れた透明化技術を開発できる可能性があります。また現代ならではの問題もあって、一つの物質を1匹のマウスで試していくと多くのマウスを使うことになり、それは倫理的にも避けたいところです。そこで、神戸の研究室にインターンに来ていた岸野文昭さんが組織をペースト状にして小分けにして使えば多種類の化合物を効率的にテストできるのではないかと考えて試したところ、その実験結果と組織まるごとでの実験結果がきれいに相関することがわかりました。

岸野さん、洲崎悦生さん、田井中一貴さんが試していった最初の段階では、数十種類程度の化合物をテストしていきました。その後、東大の大学院生の村上達哉さんが研究室に参加して、1600種類におよぶものを系統的に調べていきました。これは実に大変な実験でしたが、やがて透明化の目的に合致した最も優れた化合物がわかり、中間の成績の化合物、悪い成績の化合物がわかってきました。そこから、どんな化合物の構造であれば、脂質、色素、骨を取り除いて光の吸収率や屈折率をうまくコントロールしながら観察できるのか、という道筋が見えてきました。

世界に広まった透明化技術

２０１４年には、「アミノアルコール」を使った場合に高度な透明化が可能であることを発見し、マウスの脳を透明にすることができました[1]。

これは予想していなかったことなのですが、その数ヶ月後に、同じアミノアルコールが生体組織を温存しながら血液の色も抜けることが偶然見つけられました。血液の色を透明にできるとなると、脳だけでなく、血液を多く含む肝臓や心臓、脾臓などの臓器にも透明化技術が応用できるようになります。大学院生の久保田晋平さんはマウスの全身の透明化に挑戦し、世界で初めてこれを実現しました[2]。

臓器レベル、個体レベルの透明化とその観察において、「光シート顕微鏡」という特殊な顕微鏡を利用できることがわかったのも、大変うれしい点でした。光シート顕微鏡は透明化技術と同じように古い歴史を持ちながら、マウスの脳や全身のように透明ではない生物サンプルにはあまり使われてこなかった機器です。これは横から光を当てて上から観察する仕組みのため、透明化した組織に横から光を当てながら少しずつずらしていけば、高速に三次元画像を再構築できます。二次元から三次元へ。これで心臓や肺、腎臓といった臓器を、細胞の1個ずつを見わけられるレベルの解像度で、高速に観察することができるようになったのです。

日本に解剖学が入ってきたのは1774年、杉田玄白らが『ターヘル・アナトミア』を『解体新書』としてオランダ語から翻訳した時だと言われています。

私たちが作り上げた透明化技術は「CUBIC(キュービック)」と名付けられ、2014年に日本分子生物学会の発刊する国際誌で、杉田玄白と一緒に表紙を飾ることになりました。[3]

骨やヒトの臓器の透明化も

さらに2018年には、2014年当時はまだなかなか難しかった骨の透明化もできるようになってきました。[4]

骨の透明化を進めていくことで、小型のサル(マーモセット)の新生仔を、目の色、毛の色以外かなり透明にできるようになりました。[5]

私たちは、大人のサルの脳を透明化して、「脳に含まれる細胞のカタログ」を作ることにも取り組みました。サルの脳はマウスの脳よりだいぶ大きいのですが、サルで実験をすることでマウスではわからなかった様々な高次脳機能の解明につながっていくと期待できるため、サルの脳の細胞のカタログを作ることはとても重要です。

このようにして、なかなか現実的ではなかった細胞のカタログ作りは、少しずつ進展してきています。

透明化の技術によって光を奥底まで届けることができるようになり、透明化の化学処理の際には障壁（バリア）が薄くなりますから、組織全体を染色することも可能です。染色ができるようになると、細胞の状態をつぶさに観察することができるようにもなります。

ヒトの臓器の透明化もできるようになってきています。

ヒトはマウスとほぼ同じ体の仕組みを持っているので、マウスの透明化試薬がそのまま使えそうですが、実際にやってみるとそううまくはいきません。ヒト組織の場合には脂質が多く、試薬がそのままでは使えないことがわかりました。

そのため、次の段階として、ヒト組織で再び１６００の化合物を試す必要がありました。その結果、ヒトの心臓、肝臓、脾臓、腎臓、脳、肺といった組織の数センチぐらいのブロックを透明にできるようになってきました。[6]

ヒト臓器のブロックの透明化が可能になってきたので、次のステップとしては、例えばヒトの腎臓まるごと、脳まるごとの透明化と、そこに含まれるすべての細胞を観察するという道筋が視野に入っています。

脳は海馬や前頭前野など領域ごとに様々な機能を持っているので、どの場所が働いているのか（活性化しているのか）がわかると、その個体がどういう状態かを推し量ることができます。また、病気の時にどの場所の細胞が変化するのかがわかれば、病気の深い理解につながり、治療法・治療薬の開発につながります。

例えばがんは全身に転移しますが、どこにどう転移したのか、実際に全身の細胞からがん細胞を探し出すのは難しいという問題があります。しかし、この技術によって細胞一つ一つの解像度で調べられるようになるかもしれません。あるいは、まだ途上にある精神疾患のメカニズム解明に寄与する可能性もあります。例えば、あるはずのものがないのに見えたり（幻視）、聞こえるはずがない音が聞こえる（幻聴）といった症状のある統合失調症の患者さんの脳の中で、いったい何が起きているかがわかるようになるかもしれません。

つまり、透明化技術の研究を進めることでヒト臓器の中の細胞のカタログができていけば、臓器はスーラの点描画のように表現できていき、次のステップにつながっていくのです。私たちはマウスの脳の点描画を完成させたので、次は全身の点描画を作ろうとしています。マウスの体に何億個の細胞があるか、その細胞のカタログも、だんだんそろいつつあります。

透明化技術を発展させていくことで、私たちは体を構成するすべての細胞をつぶさに観察できるようになっていくでしょう。例えば細胞と細胞のつながりにあると言われる「記憶」そのものを脳全体で見ることができるようになるかもしれません。そうすると「意識とは何か」「知性とは何か」といういまだ解かれない難問にもその射程を広げることができるのです。これまで未解明な要素が多かったヒトの脳機能の解明にも役立っていくはずです。

この透明化技術は、本書の主題である睡眠に直接関係する技術ではありませんが、睡眠研究を深めていくうえで欠かせない脳機能を理解するために、とても重要な基盤技術となっています。

世代をまたがない次世代の遺伝学

さて、こうして道筋の見えた「細胞のカタログを作る」ことに加えて、もう一つ研究の前に立ちはだかっていたのは、個体で何かの仮説を検証しようとした時、圧倒的に時間スケールが長くなってしまうという難点でした。例えばショウジョウバエのような実験動物に比べて、私たちが研究で多く扱うハツカネズミのような哺乳類での実験は圧倒的に時間がかかります。それは世代をまたぐのに時間がかかるからで、一つの優れた仮説を検証しようとすると、簡単に数年の月日が過ぎてしまうのです。そこで研究スピードを上げるために開発したのが、世代をまたがずに遺伝子を改変する技術です。

生物学の実験には、遺伝子改変動物が使われます。それがマウスなら母マウス、父マウスから子、さらに孫、ひ孫、やしゃごと交配を繰り返し、遺伝子を改変させた「ノックアウトマウス」です。おおよそ5～6回は交配を繰り返さないと実験目的の質と量に合わせたものはできません。ショウジョウバエは数ヶ月で一つの検証ができる一方で、ハツカネズミでは検証の準備だけでも1～2年間は必要になると言われています。つまり、ショウジョウバエと同じ時間内にテストを実行するためには、マウスの場合は世代をまたいではいけないことになります。

では、そもそも世代を繰り返さなければいけないのはなぜか、と私たちは考えてみました。遺伝学においては交配をすることが重要で、遺伝学はそれを前提に組まれている学問です。しかし、研究のスピードアップという実現したい目的からすると、交配させてはいけないということになります。では、そもそも交配をしないような遺伝学は可能なのか、という問いの立て方をしてみるわけです。すると、これは睡眠研究を前進させるために最重要な課題であるから何年かかるかわからなくても必ず実現しなければならない技術だ、と理解が進んだのです。

　私たちが調べたところ、ノックアウトマウスを使った実験でネックになっているのは、やはり交配にかかる時間でした。世代をまたがってしか作れないため、時間がかかりすぎてしまいます。しかし交配せずに一世代のうちに遺伝子改変ができるのであれば、検証に必要な期間はぐっと縮まります。

　そこで、２０１６年にはマウスを交配することなく一世代のうちに遺伝子を「ノックアウト（消去）」することができる技術、２０１７年には短期間に遺伝子を書き換える「ノックイン（挿入）」する技術を私たちは開発しました。

　２０１６年の「ノックアウト」することができる技術開発では、２０１２年に登場した「ハサミ」で狙った遺伝子を自由自在に切り取る画期的な遺伝子編集技術「CRISPR-Cas9（クリスパーキャスナイン）法」を展開することで「Triple CRISPR（トリプルクリスパー）法」を開発しました。これにより、ほとんどの遺伝子を一度に破壊できるようになりました。実験のスピードを１００倍以上も上げることが可能になったのです。

もう一つ、私たちは新しい睡眠測定装置も作っています。動物の睡眠を測定するのはなかなか難しく、従来はマウスに脳外科のような手術をしないといけませんでしたが、私たちは寝息のパターンを使って動物を傷つけずに測定する技術を２０１６年に作り出しました。マウスの呼吸パターンを指標に睡眠時間を測る「ＳＳＳ法（Snappy Sleep Stager法）」です。大規模にマウスの睡眠データを収集できるようにしたこの設備は、いまは世界最大の睡眠測定施設となっています。

「難しさ」を分解して研究を前に進める

私たち科学を探求する者の前には、いつも立ちはだかっている分厚い壁があります。一つの壁を打破しても次の壁、さらにその次の壁と、壁は次々と出現します。そこに研究の困難があるのですが、私はそのいちばんの難しさは「難しさを分解すること」にあるのではないか、と思っています。時には、なぜこの問題はまだ解かれていないのかというそもそものところに立ち返り、根本から問題を解く必要があります。またある時には、従来は当たり前だと思われてきた通説を疑ってかかり、新しい研究の道筋を立てていく必要もあります。

睡眠研究にのめり込む前夜、私たちは哺乳類を使った実験を容易に実施できない現実を前にして、どの部分をどう解決したらその地点へたどり着くことができるのか、と発想を転換させました。それは少しずつ問題の難しさの分解を進めていく道筋にもなっていました。

研究においてはこのような行為が最も困難をともなう厳しい選択となります。そこを突破するには幾重にも議論を重ねることが重要で、研究チームとしては個々人の発想を活かしていくことも必須となります。

私たちは遺伝学の常識とされるところに立ち返り、問いを突き詰めながら、問題の難しさを分解して新たな研究手法を開発する道を選びました。これによって、実際に私たちの睡眠研究はぐんと前に進むことになりました。

（１）　Susaki EA et al., Cell 2014 Apr 24;157（3):726–39.
（２）　Tainaka K et al., Cell 2014 Nov 6;159（4):911–24.
（３）　Genes to Cells, 19（12), 2014

（4） Tainaka K et al., Cell Rep. 2018 Aug 21;24（8）:2196–2210.e9.
（5） Susaki EA et al., Nat Commun. 2020 Apr 27;11（1）:1982.
（6） Tainaka K et al., Cell Rep. 2018 Aug 21;24（8）:2196–2210.e9.

第4章

難攻不落の睡眠研究に立ち向かう

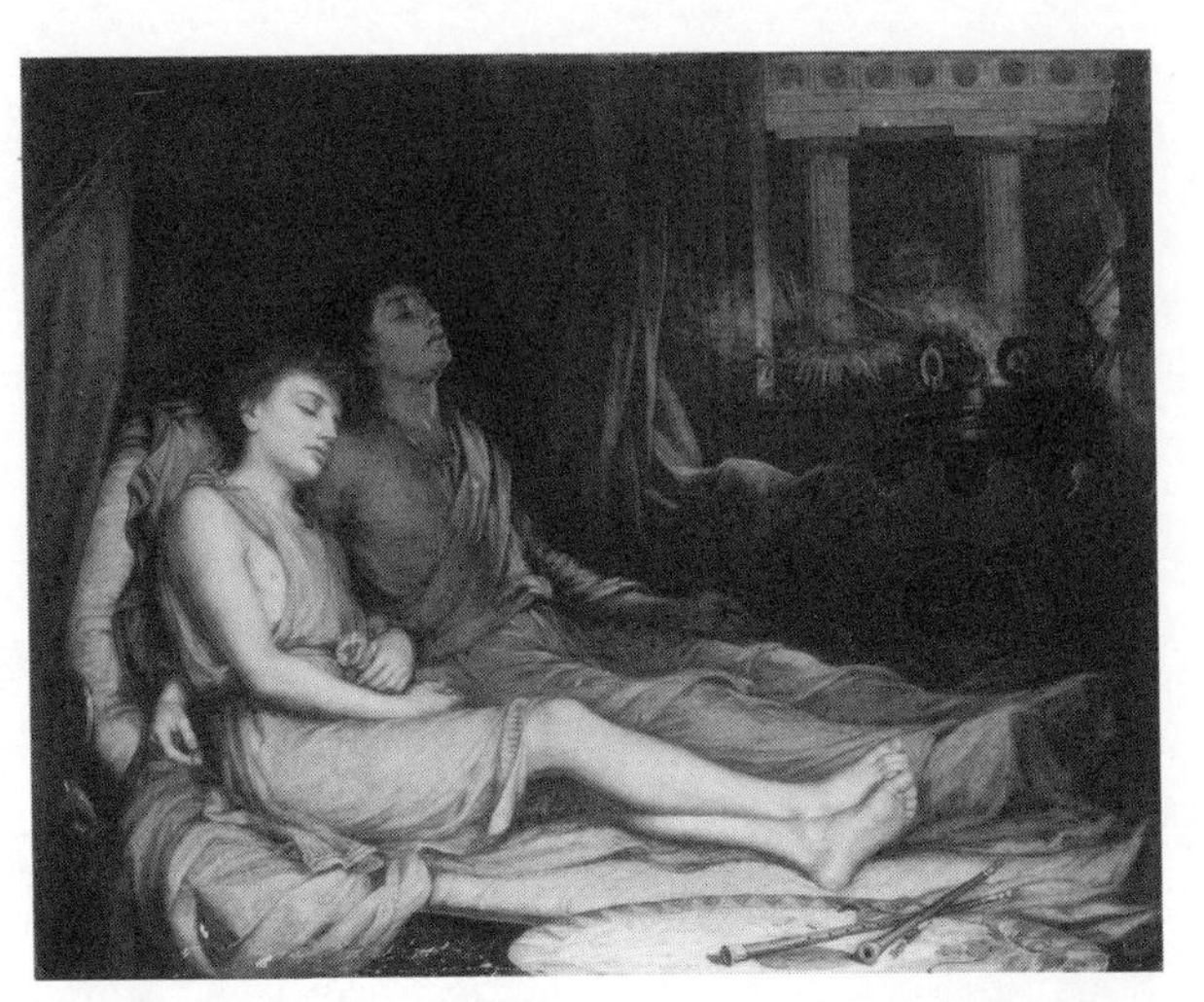

図表5　ジョン・ウィリアム・ウォーターハウス『睡眠と彼の異母兄弟の死』

睡眠は「安定」が理想ではない

ここから睡眠について本格的にお話しするにあたって、見ていただきたい一枚の絵があります。

イギリスの画家ジョン・ウィリアム・ウォーターハウス（１８４９―１９１７）は、１８７４年に『睡眠と彼の異母兄弟の死』を描いています（図表５）。ウォーターハウスは、神話や文学に登場する人物をモチーフにした作品を残したヴィクトリア時代の画家で、『睡眠と彼の異母兄弟の死』はギリシア神話に出てくるヒュプノスという眠りの神、タナトスという死の神の

2人が寝台に横たわっている絵です。

前にいて光を浴びるのがヒュプノス（眠りを司る神）、後ろの闇の中にいるのはタナトス（死を司る神）。眠りと死は、似て非なる異母兄弟のようです。死は、ヒュプノスが最後に与える眠りなのだ、ともされています。

この絵は、スナップショットで見るかぎり睡眠と死は見分けがつかないこと、一方は生（覚醒）に戻るのにもう一方は不可逆的に死に向かうことをよく示しています。睡眠と死とを分かつ境目が示唆的に描かれている、とも私は考えます。

われわれはなぜ、睡眠と覚醒を行ったり来たりするのでしょうか？

睡眠の意味、あるいは覚醒の意味については、いろんな言説がありますが、実際のところはまだよくわかっていません。睡眠と覚醒を探究してその意味を問い直すことには多くの可能性があって、研究のしがいがある分野になっています。

私が睡眠で面白いと思うのは、やはり睡眠と覚醒を繰り返すところです。それは概日時計の研究に通じてもいて、基本的な仕組みが未知であることも同じです。学術的な興味もかき立てられます。

その興味深さの一端に、睡眠の「ホメオスタシス（恒常性）」があります。

睡眠には、一定の状態を保つための仕組みがあると言われています。それは機械で言うとエアコンの制御システムのような、「外側の環境が変化しても、一定の状態を維持しようとする働き」です。つまり、覚醒しすぎたらそれをセーブしたり、がんばりすぎないようにさせたりもできるというわけです。

もしも睡眠がエアコンのような仕組みだとするなら、理想的にはある一定の状態に留まることが重要で、システムをなるべく安定させることが大事になります。しかし、果たしてその通りなのでしょうか。

そもそもの疑問として、睡眠では〝安定〟が本当に理想の状態なのかということがあります。睡眠のまま安定してしまったら、そこには死が待っているだけではないのか、という疑問が出てくるわけです。睡眠の仕組みの考え方として、ホメオスタシスの考え方に囚われたままでよいとは私には思えません。そこが、私の根本的でナイーブな疑問です。

この絵が表しているように、本当に睡眠の仕組みはホメオスタシスなのでしょうか？完全に安定してしまったら、タナトスのように眠ったきりで死んでしまうことになるのではないでしょうか？

脳波測定に始まる睡眠研究の歴史

睡眠の研究にも、長い歴史があります。現在の睡眠研究の最前線を理解していただくため、まずは研究史のおさらいをしていきましょう。

自然科学の対象としての睡眠の研究は、１９２４年、ドイツの心理学者のハンス・ベルガーがヒトの「脳波」の測定に成功したことに始まります。睡眠は人類のごく自然な行為ですが、その眠る／起きるを客観的に見分けられるようになったのは、ここからです。

ベルガーは、ヒトの脳には電気的な活動があり、それは客観的に捉えられるということを示しました。それが最初のブレイクスルーです。

最初期の脳波測定は非常に短時間で感度も低かったのですが、１９３７年にはアメリカの銀行家で発明家のアルフレッド・リー・ルーミスが脳波計を改良、長時間測定できる機械の開発に成功しました。ルーミスは実験室も作って、実際の就寝中の脳波も測定しました。このことにより、眠っている時、起きている時でどのように脳波が変化するかもわかるようになりました。

起きている時には、脳波が非常に速くなります。起きている時は1秒間に8～14回のアルファ波（α波）、14～30回のベータ波（β波）、それ以上に非常に速く振動するガンマ波

（γ波）が電気的に出ています。深く眠っている時には、デルタ波（δ波）という、1秒間に0・5〜4回のゆっくりした波が出ることがわかってきました。

この実験以来、睡眠の客観的な測定、特にヒトの睡眠の定義に関しては脳波が使われるようになっていきます。

その後、睡眠にはもうちょっと変わった睡眠があることが見つかります。「レム睡眠」、「ノンレム睡眠」というものです。

「レム」（REM：Rapid Eye Movement）とは、眠っているにもかかわらず眼球が活発に動いている状態（ラピッドアイムーブメント）を指し、日本語では「急速眼球運動」と言われます。レム睡眠はラピッドアイムーブメントが起きている睡眠のことで、ノンレム睡眠はラピッドアイムーブメントがない睡眠のことです。ノンレム睡眠は、「深睡眠」などとも言います。

レム睡眠の特徴的な「ウェーブ」

レム睡眠が報告されたのは、1950年代のことです。1953年にアメリカのシカゴ大学のユージン・アセリンスキー、ナサニエル・クレイトマンがヒトで、1959年にフランスのクロード・ベルナール大学のミッシェル・ジュベーがネコで発見しました。

アメリカではラピッドアイムーブメントから「レムスリープ」という名称がつけられたのですが、フランスを中心としたヨーロッパのグループはこれを「パラドキシカルスリープ」（逆説睡眠）と呼ぶようになっていきます。睡眠研究にもこんなちょっとした流派の違い、みたいなものがあるんですね。

１９５３年の論文では、面白い実験が行われています。レム睡眠時に被検者をたたき起こして「夢を見たかどうか」を尋ねるという実験です。この論文では、約70パーセントと、かなりの人がノンレム睡眠に比べてレム睡眠で夢を見ていたことが報告されています。

それ以来、「レム睡眠」＝「夢見」という都市伝説のようなものが定着していきます。レム睡眠は日本語で「夢見睡眠」などと言われていた時代もあるのです。現在は、レム睡眠中の夢見は確率としては起こりやすいのだけれども、必ずしもイコールではなくて、ノンレム睡眠時にも夢を見ることが知られています。

６年後にはミッシェル・ジュベーがレム睡眠のような睡眠状態を「パラドキシカルスリープ」と言ったわけですが、なぜこれが「パラドキシカル」（逆説的）かというと、起きている時の脳の活動は平均して見るとバラバラで、みんながおしゃべりしているような状態だからです。ずっとバラバラで同期していないので、周波数がより速くて振幅がより小さい状態になっています。一方で、深い睡眠の時は、周波数はゆっくりでそろっています。

こうした脳波の様子は、スタジアムの観客に喩えるとわかりやすいかと思います。スタジアムの中でみんながランダムに立ったり座ったりして自由気ままに行動している状態は起きている状態、覚醒です。深い睡眠時には、みんなが落ち着いて座っています。またスタジアムでは、みんながタイミングを合わせて立ったり座ったりすると、ウェーブが起きますね。レム睡眠は、そういった状態なのだと思います。レム睡眠の脳波は非常にダイナミックに同期して動くので、脳波がそろって波の高さも高く、ゆっくりになっている特徴があります。脳波から見ると、レム睡眠はどちらかというと起きている状態に近い、とされています。

睡眠中の筋肉の様子を筋電図で見てみると、起きている時には筋肉に緊張があって動きがあり、ノンレム睡眠時はおとなしい状態です。ところが、レム睡眠時はノンレム睡眠時と同じか、ノンレム睡眠時以上に筋肉のボルテージは一定です。完全に眠っているみたいにおとなしいので、脳は活発なのに体は非常に不活発ということになります。

脳と体がまったく逆の活動をしているため、その意味で「パラドキシカル」とされているのです。パラドキシカルスリープは、「逆説睡眠」と日本語に訳されています。

　こうした睡眠に関する記述をめぐっては、アメリカとヨーロッパはライバル関係にありました。今ではレム睡眠のほうが広く普及して、「レム睡眠」「ノンレム睡眠」の言い方が世界の主流になっています。

交互に繰り返される2種類の睡眠

　このレム睡眠とノンレム睡眠をヒトは、約90分の周期で繰り返しているとされています。これは広く知られているでしょう。

　しかし、もう一つ大事なポイントは、ヒトは眠りに入っていく時、最初からレム睡眠にならないことです。必ずと言っていいほどノンレム睡眠から入って、その後レム睡眠になっていくことが知られています。この順番がおかしくなって、いきなり覚醒からレム睡眠になってしまう病気もあり、それは「ナルコレプシー」として知られています。

　レム睡眠とノンレム睡眠の90分周期は均等に繰り返される波ではなく、明け方にかけてだんだんレム睡眠が多くなっていく、とも言われています。レム睡眠の時間がちょっとずつ多くなって、明け方はレム睡眠がかなり支配的になってくるというわけです。

ヒトの眠りの深さは、最初が深く、それからだんだん浅くなっていきます。深ければ深いほどデルタ波が顕著で、浅ければ浅いほどデルタ波の振幅は小さくなります。つまり、最初はデルタ波が非常に強く出ますが、それは眠るにつれて落ち着いてゆっくりになり、レム睡眠も多くなっていくわけです。

この睡眠の深さは、便宜上、「N1」「N2」「N3」と分類されています。しかし、各区分の間に段階的なステージがあるわけではなくて、実際の変化は連続的です。明確に深さが切り替わるわけではないけれども、状態としてならば、覚醒、レム睡眠、ノンレム睡眠と明確に分類できるということになります。

こうしたレム睡眠とノンレム睡眠のサイクルにどのような意味があるのかは、まだよくわかっていません。なぜ私たちは2種類の睡眠を持たないといけないのか、それが謎なのです。

トカゲにもレム睡眠はある

私たち哺乳類の脳には、覚醒、脳の活動が非常に活発なレム睡眠、深く眠っているノンレム睡眠、この三つの状態があり、うまいバランスで保たれています。その重要性や意味については定かではなく、これは睡眠研究の大命題であり続けてきました。

このような大きな命題への生物学的なアプローチ法は、2通りあります。

一つは個体の発生を追う方法で、生まれて成長していく過程を調べていきます。単純なものから複雑なものが生まれるので、遡れば理解が進むはずだという考え方です。

ヒトの場合は、睡眠が成長にともなってどのように変わっていくか研究されています。だいぶ古い1966年の文献によると、大人ではレム睡眠の割合は睡眠全体の10パーセント程度であるのに対し、生まれたての赤ちゃんは半分程度をレム睡眠に費やしています[1]。

生まれる前の胎児を超音波で見ると目が非常に活発に動いているため、胎児の睡眠の大半はレム睡眠ではないかという論文もあります。しかし、どんな動物でも胎児の脳波のデータを取るのは非常に難しく、これは推測にしかすぎないので、やはり生後からのデータが正確だと思われます。

いずれにしろ、こうした観察結果から、レム睡眠は発達に重要ではないかと言われています。

もう一つのアプローチ法は、生物の進化の道筋を遡る方法です。

生物を進化の時間軸のなかで捉えると、海綿のような神経細胞を持たない生物から、ヒドラ、イソギンチャクやクラゲのように、神経のネットワークはあっても中枢神経はない生物へと進化の矢印は進んでいます。プラナリアやカタツムリ、貝、タコやイカ、ミミズのような生物では脳ができていきました。そして、その後線虫や昆虫のような生物へと進みます。

私たちヒトに近い動物ではどうかといえば、ヒトデくらいまでは脳のような構造はなく、「神経環」と呼ばれるリング状の神経系があります。そしてヒトを含む脊椎動物は神経系を持ち、脳を持ちます。

さて、生物進化の過程でいつから生物に睡眠が見られるようになったのかは、長い間謎でした。しかし、最近になって、刺胞動物であるクラゲ（中枢神経系を持たないが神経のネットワークは持つ）も睡眠に似た状態を持つことが、アメリカのグループによって報告されました[2]。

また、これまではヒトを含む哺乳類と鳥類にだけ、レム睡眠とノンレム睡眠があると言われてきました。しかし２０１６年、ドイツの研究者によってフトアゴヒゲトカゲという恐竜のような格好をしたトカゲにも、レム睡眠があると報告されました[3]。どうやら爬虫類もレム睡眠を取るらしいのです。

魚類に関しても報告があります。体の透明性が高く全脳の観察ができるゼブラフィッシュという熱帯魚の脳の活動を調べると、覚醒と深い睡眠だけでなく、レム睡眠のような状態もあったと報告されています[4]。

これらのことから、神経のネットワークがある生物には睡眠が備わっているらしいこと、進化的には脳の二つの状態（睡眠と覚醒）が生まれ、脊椎動物の段階になってレム睡眠ができてきたことがわかります。

睡眠に脳が必要なのかどうかについても、研究は進んでいます。睡眠とは脳が眠る状態です。しかし、どうやら脳のないクラゲだって寝たり起きたりしているわけです。脳波が測れない生物に対しては、睡眠の状態時に外界に対する反応が落ちているかどうかなど、いくつかの定義があるのですが、脳がなくて神経が散在している「散在神経系」にも睡眠がありそうだとわかってきています。

２０２０年には九州大学の伊藤太一さんや東京大学の金谷啓之さんたちが、散在神経系のヒドラにも睡眠に似た状態があることを明らかにしています[5]。ヒドラは体をバラバラにしてもヒドラとして再生する生物ですが、そんなヒドラにも睡眠状態はあるのです。

現在、この観点からは、動物であれば眠るのかどうか、さらに睡眠に脳が必要ないとすれば神経も本当に必要なのかということが新たな研究テーマになってきています。例えば、一細胞で動くようなゾウリムシなども眠るものなのでしょうか。

金谷さんは私たちの研究室で、ゾウリムシのような一細胞の動物も眠るのかという共同研究を懸命にやっているところです。

局所的な眠り「ローカルスリープ」

睡眠では、動物の睡眠がどこまで分割できるのか、という話もあります。

2005年に、イルカが眠る時は片方の脳だけで眠るという学説が出てきました。[6] イルカは睡眠中、片方の手（胸ビレ）は動くものの、もう片方の手は動かず、そこを制御している脳は深く眠っているというのです。これは、動いているほうの手を制御している脳は起きている半球睡眠の状態です。このように、イルカは常に泳ぎ続けられるように、左右の脳を交互に寝かせたり起こしたりしていることが知られるようになりました。[7]

さらに、ヒトでも部分的に脳が眠ることが知られてきました。これは各種の実験で報告されているのですが、例えば片方の手だけを使わないようにして、一方の手だけを使うようにすると、そこを司っている脳の領域がより深く眠るようになります。

ヒトは、脳のある部分をよく使うと、その部位を司る脳が部分的に眠るのです。少なくとも、脳全体のなかでそこだけが部分的に眠ったような状態が観察されます。しかも、全体としては起きているのに、その部分だけが眠っているように見える状態が生じます。この現象を、「ローカルスリープ」と言います。

ヒトの脳でも部分的に寝たり起きたりするローカルスリープがあるのは、とても興味深い事実です。もしかすると、きつい運動やハードな仕事をした後は、脳の一部がこのような状態なのかもしれません。体が疲れて非常に眠たく、寝たいのだけれども起きているなどという半醒半睡の時、私たちの脳はローカルスリープ中だとも考えられます。

さらに、より細かな単位で眠ることができるかもしれないことも、わかりつつあります。

そのテーマでの初めての報告は、２０１２年に発表されました。スイスのローザンヌ大学のメディ・タフティ教授らのグループは、試験管の中でマウスの神経細胞を長期間培養していると、自然に眠ったような状態が作り出されることを観察しました。「試験管の中の眠り」があるのではないかと言い始めたのです。[8] その後、その試験管内に覚醒に関わる化学物質を入れるとマウスの神経細胞を起こすことができることもわかっています。

もしかすると細胞単位でも眠れるのかもしれない、というところまで来ているのが睡眠研究の現在です。

睡眠制御の三つの仕組み

今、睡眠については、二つの基本的な疑問に答えることが重要だと考えられています。一つは「私たちはなぜ眠るのか」で、もう一つは「私たちはどのような仕組みで眠っているのか」です。

（基本の疑問1） 私たちはなぜ眠るのか？

動物は、敵が来た時に起きていれば逃げることができます。しかし、眠ってしまったら無防備になり、逃げられません。外界の情報も受け取りにくくなります。なぜ、動物はわざわざ危険な状態を作り出してまで睡眠を取っているのでしょうか？この理由は現在もまだ解明されていません。睡眠は様々な動物に見られ、進化的に保存もされているので、何か重要な役割をしているだろうと推察できます。ただし、これは解明が非常に難しいとされている超難問でもあります。

（基本の疑問2）私たちはどのような仕組みで眠っているのか？

仕組みとはつまり、睡眠の制御機構のことです。第1章でも述べたように、睡眠がどのように制御されているのかがわかれば、薬で快適な睡眠を誘導する、睡眠を通じて病気を改善するといったことが考えられるようになります。

また、睡眠の制御機構がわかれば、睡眠を操作することで「なぜ眠るのか？」という睡眠の意義に迫ることも可能になると考えられます。睡眠の制御機構を解明することは、睡眠そのものを解明するうえでとても重要です。

この睡眠の制御機構については、第1章でも紹介しましたが、もう一度おさらいをしておきましょう。

「サーカディアン（概日）制御」は、体内時計の制御です。朝になれば起きて夜になると眠くなるという24時間周期の制御のことで、起きていると眠気が蓄積されていき、眠ると解消される仕組みです。これには、「プロセスC」という名称がついています。

「エモーショナル（あるいはエマージェンシー）制御」は、危険だから眠らない、あるいは危険だから眠るという制御です。周辺環境に合わせて眠らないようにする、ケガして体が傷ついたから眠る、という両方向の仕組みがあります。これに正式な名称はないのですが、エマージェンシー（緊急事態）制御とでもいうべきものなので、「プロセスE」と呼んでよいかもしれません。

「ホメオスタシス（恒常性）制御」は、一定量の覚醒時間、あるいは睡眠時間を確保するための制御です。昼間がんばったら夜に眠たくなる、徹夜をしたら次の日は眠たくてしょうがないというように、覚醒と睡眠それぞれの時間を一定にしていく仕組みです。この制御は、睡眠（sleep）のSから「プロセスS」と言います。

サーカディアン制御については、本書の第1章で説明したように、体内時計の仕組みが見えてきたことからかなり明確になってきています。

エモーショナル制御については、少しわかりつつあります。これまでホメオスタシス制御に関係するとして特定されてきた「睡眠物質」で免疫に関わるような物質は、実はこのエモーショナル制御に関わるのかもしれない、と今は言われ始めています。具体的には、動物やヒトが体の中で起きた異変をとらえて睡眠を取るといった仕組み、それがわかりつつあるところです。

ホメオスタシス制御の「プロセスS」がいちばん解けていない現象になります。これは

「疲れたら眠る」という非常にシンプルな制御に見えるのですが、何が疲れなのか、何が眠気なのかというところがよくわからなくて、まだ答えはありません。

「睡眠物質」の発見の連続と否定の連続

「プロセスＳ」のホメオスタシス制御と関係がある物質として「睡眠物質」というものがあるとの仮説が立てられ、その特定に注目が集まったのは、１９６０年代以降です。そのプロセスＳを、もう少し説明しておきましょう。

例えば、ある晩にがんばって徹夜をしたとします。そうすると、次の日は眠気がひどくて寝てしまいます。がんばった後には眠気がたまりやすくなりますが、その「がんばりました」という感覚は神経活動によるものだと考えられます。

神経活動は、１００分の1秒といった時間スケールで起こっている活動です。神経細胞と神経細胞はシナプスでつながれていて、神経細胞は他の神経細胞から送り出された情報を、このシナプスにおいて受け取ります。シナプスはいわば神経同士が会話をする場所ですね。そして、おおよそ1個のシナプスをまたぐのに10ミリ秒か、もう少し短いくらいの高速な活動が行われています。

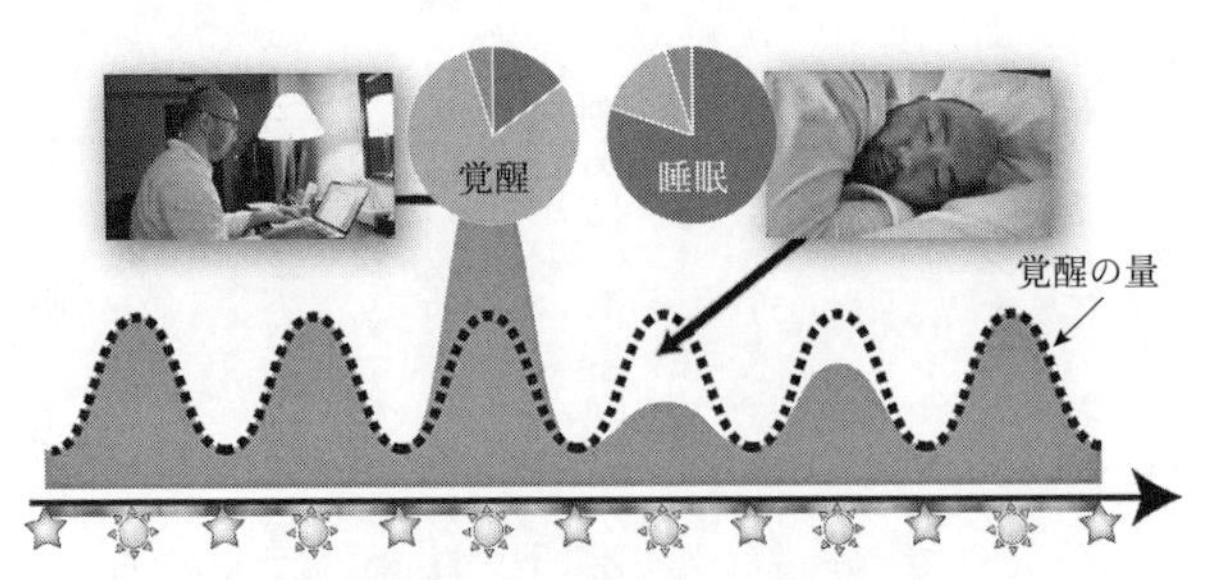

図表6　私たちの睡眠時間・質はどのように制御されているのか？

そして実際に、覚醒から睡眠へは1〜2秒でパッと切り替わります。しかし、逆に、眠気は数時間、場合によっては1日以上の長い時間単位で続くこともあります。起きてしばらくたって眠くなるということは、つまり私たちの体はどこかで神経活動の蓄積を数えているはずですが、神経活動と眠気の間では時間幅にだいぶ開きがあるのです。

よってプロセスSは、ミリ秒単位での神経活動が眠気のもとにあって、そこから1日単位で続くような眠気に変換しているのではないかと考えられます。当然、そこには何らかの変換機構があるはずなのだけれど、その仕組みがよくわからないのです。それはそれこそ、日本庭園で見かける竹筒で作った装置「鹿威（ししおど）し」にたまる水のように、たまっていく「睡眠物質」なるものがあるのではないか、と考えられるようになりました。けれどその実態はよくわからない状況が続いていました。

眠気の原因は、脳あるいは神経細胞の中に睡眠物質がたまっていくことではないかという仮説にもとづいてなされてきた研究にも、非常に古い歴史があります。

第1章でも述べたように、１９０９年、愛知医学校（現名古屋大学医学部）の石森國臣博士は、まったく寝かさないでおいた（断眠した）犬の脳の中に、睡眠誘発作用を持つ物質を探すという研究を報告しました。具体的には、強制的に眠らせないようにした犬の脳脊髄液を取り出し、それを別の犬に注射すると眠ることから、睡眠を誘発する何らかの物質があるに違いないとの仮説を導いた実験です。

同じ頃、フランスのアンリ・ピエロン博士らも同様の研究を別に行い、同じ結論に至っています。

石森博士やピエロン博士は、鹿威しや風呂桶のような一定の大きさの容器やスペースに水がたまっていくように睡眠物質がたまっていく、と考えたのです。たまっていくのは睡眠物質の分子の量で、その量を数える目安や目盛は細胞あるいは細胞間隙みたいなものだ、ということです。

その後、１９６０～80年にかけては、各地で様々な睡眠物質が報告されました。具体的には「IL-1β」「TNF-α」「アデノシン」「プロスタグランジン」といった、どれも免疫関連で炎症に関わるような物質です。

それらは権威ある学術誌に華々しく報告されて登場したのですけれど、やがて次々と否定されていくようになります。

1980年代に入り、候補の物質の遺伝子や候補の物質の受け取り手（受容体）、また候補の物質を作る経路が明らかになり、その経路に関わる合成酵素の遺伝子を壊した「ノックアウトマウス」などの実験動物が作られる時代がやってきたからです。それらの遺伝子を壊した動物の睡眠を詳細に見たところ、それらの遺伝子が壊れていない動物の睡眠とほとんど変わらないことがわかってきました。このようなことから、歴史的に提案された「睡眠物質」の通常の睡眠に対する寄与に疑問が呈されるようになったのです。

これらの「睡眠物質」は睡眠の恒常性、プロセスSに関係するものとして登場しましたが、結果的には自然な睡眠を変えはしませんでした。私は、これらの「睡眠物質」はプロセスS、プロセスCに関係するのではなく、エマージェンシーのプロセスEのように、必ず体を休めねばならないような炎症反応が起きている際に眠る仕組みとして働いていると考えています。

睡眠物質はないのかもしれない

２０００年代に入ると、マウスやヒトのゲノムが解読されるようになり、生命科学の新時代が幕開けします。

疑問が呈されるようになったこれまでの「睡眠物質」以外にも睡眠物質の候補はあるのでしょうか？　あるいは睡眠物質という考え方そのものが間違いで、そもそも睡眠物質自体ないのでしょうか？

睡眠物質自体が存在しないことを証明することは悪魔の証明にも似て極端に難しいため、この何かを否定する方向で研究を深めていくことは大変ハードルが高くなりそうです。そこで私は、もし睡眠物質が存在しないとするとどのようにして眠気を説明すればよいのか、と逆の方向から考え始めました。

新しいアイデアが生まれたのは、２０１２年、ボストンで「Ｓｌｅｅｐ２０１２」（米国睡眠学会）が開催された時のことです。ボストンで夜に研究室のメンバーと飲みながら、眠気を説明するために要求される条件は何かを真剣に議論しました。その際に、睡眠を促す「睡眠物質」ではなくて覚醒を促す「覚醒物質」を用いても睡眠物質と同じような効果、つまり眠気をもたらすことができるのではないか、と思いついたのです。睡眠物質から覚醒物質へ——この発想の転換を表現し直すと、次のようになります。

・覚醒を促す覚醒物質が働いた時、その効果を記録して眠気に変換する仕組みが存在するのではないだろうか。
・そのような覚醒物質の積み重ねを記録する仕組みがあれば、睡眠物質がなくても睡眠物質の役割は十分に代替できるはずではないか。
・それは覚醒時に私たちが相対していた状況に応じての「がんばったこと」を覚えておく機構とも言えるかもしれない。
・そのような覚醒物質の積み重ねを記録する仕組みは、私たちに「もう眠りなさい」と眠気を知らせる役割も果たしてくれるはずだ。

2012年時に思いついたこのような仕組みは果たして本当に存在しているのでしょうか？　私たちはこのような考えをもとにさらに研究を深めていきました。

（1）Roffwarg HP et al., Science 1966 Apr 29;152（3722）:604–19.
（2）Nath RD et al., Curr Biol. 2017 Oct 9;27（19）:2984–2990.e3.
（3）Shein-Idelson M et al., Science 2016 Apr 29;352（6285）:590–5.
（4）Leung LC et al., Nature 2019 Jul;571（7764）:198–204.
（5）Kanaya HJ et al., Sci Adv. 2020 Oct 7;6（41）:eabb9415.
（6）Sekiguchi Y et al., Nature 2006 Jun 22;441（7096）:E9–10;
（7）Mukhametov LM et al., Brain Res. 1977 Oct 14;134（3）:581–4.
（8）Hinard V et al., J Neurosci. 2012 Sep 5;32（36）:12506–17.

第5章

睡眠の謎を解明していく

覚醒物質としてのカルシウムの可能性

睡眠物質を前提に議論がなされていたボストンの国際会議「Ｓｌｅｅｐ２０１２」。その晩に議論をしながら、私は「覚醒物質だけでもよくないか」とひらめき、睡眠物質ではなくて覚醒物質でも眠気を数えることができると発想を転換したのでした。

では、覚醒時に出てくる物質で代替できるとして、そうした覚醒物質はあるのでしょうか。覚醒によって必ず出る物質、覚醒と切っても切り離せないような物質としては「カルシウム」が第一候補になるでしょう。

というのも、神経が興奮すると細胞内に必ず入ってくる物質はカルシウムなのです。このカルシウムについて少し説明してみましょう。

私たちの体の中ではカルシウムはイオンとして存在していて、このカルシウムイオンを用いて神経細胞は情報のやり取りをしています。イオンには、陽イオンと陰イオンがあり、神経細胞に流れるイオンの流れが電気信号になって情報としてあちらこちらへ伝わるのです。カルシウムはプラスの電荷を帯びた陽イオンとして存在していて、体内に最も多量に存在する陽イオン物質の一つです。細胞は細胞膜によって内と外に隔てられていますが、細胞内では通常、カルシウム濃度は低く保たれています。そこで、陽イオンであるカルシウムが細胞内に入ると、その細胞が活性状態になります。こうしたカルシウムがもたらす現象はかなり昔から知られていて、基本的に細胞を起こす、覚醒させる時に必ず働くのが、カルシウムイオンだと考えられています。

自動車で言うなら、カルシウムはヒトの神経活動のアクセル（覚醒物質）に相当するわけです。しかし、実はそれはまわりまわってブレーキ（睡眠物質）を代替する役割も果たしているのではないか、と考えたわけです。

定義から始める――定量化された眠気

眠気が覚醒物質で説明できるのではないかと着想してから、覚醒物質のカルシウムに着目するまでには、たくさんの試行錯誤がありました。この方向性で始まった分子の働きの実態を探る実験と研究がどのように進んでいったのかを、具体的に説明していきましょう。

「眠気」の問題は大変難しい問題です。私たちはいったいどうやって「眠気」を数えているのでしょうか？　１００分の１秒単位の神経活動を、どのように数時間、あるいは１日単位で続く眠気に変換しているのでしょうか？「眠たい」という感覚でしかない「眠気」

には捉えどころがない側面があります。そこで、私たちはまずは定義に忠実に睡眠をとらえてみようと考えました。

睡眠の定義、特にヒトでの睡眠の定義は何かというと、それは「脳波」です。脳波とは何かというと、それは「神経の活動」です。1960〜80年にかけて睡眠物質が発表されていくかたわらで、睡眠時の神経活動や睡眠の「定量」に関する研究も進み、進展していました。睡眠時の神経活動に関わる二つの先駆的な睡眠研究をまずはご紹介しましょう。

一つ目の研究は脳全体での神経活動の研究です。睡眠時の脳全体での神経活動の定量化について先駆的な研究を進めた研究者がいます。スイスのアレキサンダー・ボルベイ博士らは、80年代にデルタ波の強さと眠気の関係に気づきました。デルタ波の強さが眠気と非常によい相関を示すことを発表しています。覚醒が続くとデルタ波（0・5〜4ヘルツ）が上がり、徹夜をするとさらに上がるけれども眠ると元のレベルに戻る、というわけです。

ボルベイ博士は、デルタ波とシータ波（4〜8ヘルツ）にあたる脳波の活動を「スローウェーブ（徐波）アクティィビティ」として測定の定義をしました。スローウェーブは覚醒時には見ることはできないのですが、覚醒の長さに応じて睡眠時のスローウェーブが上がること、徹夜をするとさらに上がって徹夜明けで眠った瞬間のスローウェーブの強さに履

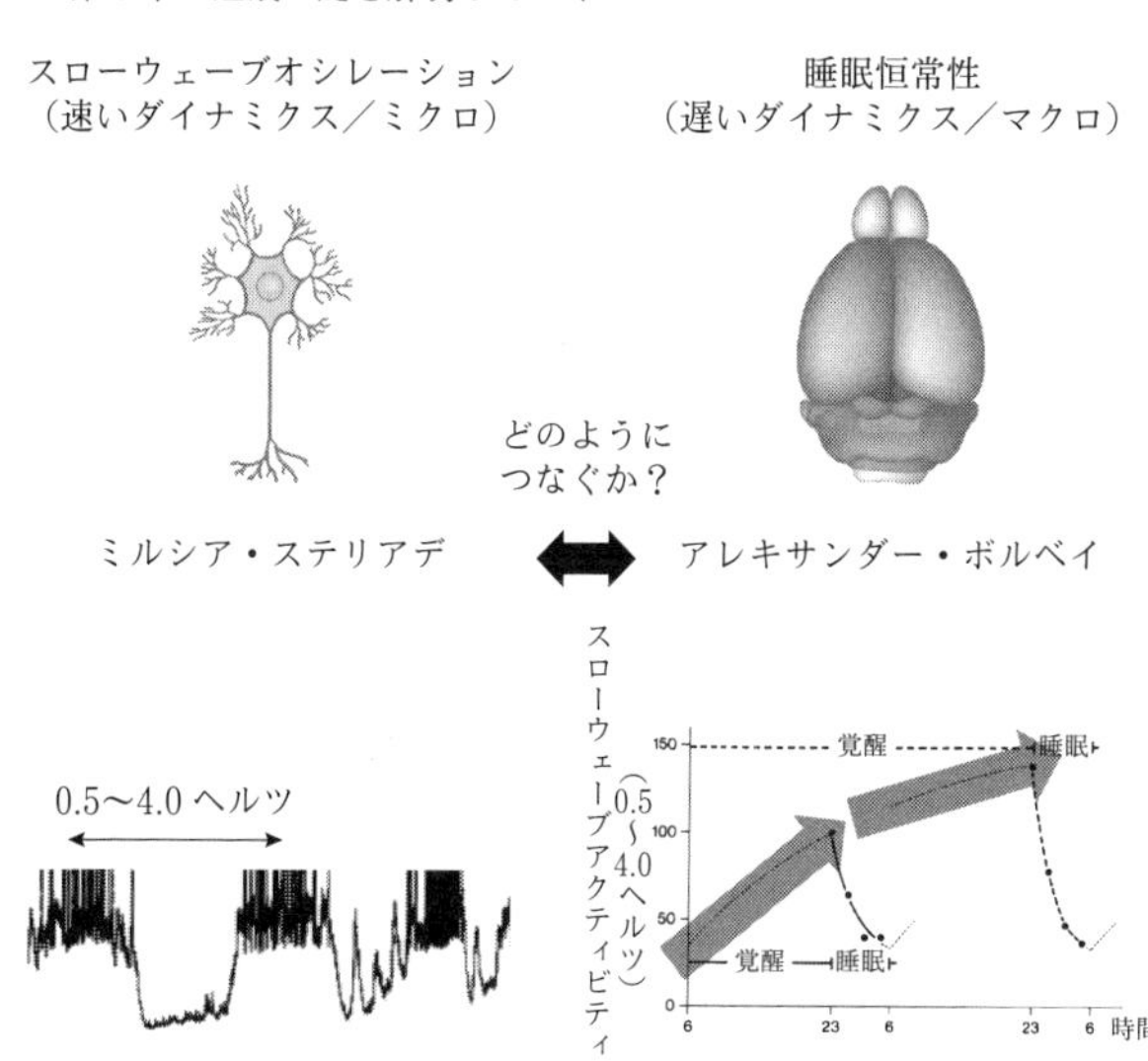

図表７　速い神経活動と遅い眠気をどのようにつなぐか？

歴が表れることに気づき、その定量化に成功しています。

　ボルベイ博士らはさらに踏み込んで、24時間周期の概日性も含めて眠気をモデル化し「２プロセスモデル」として発表。眠気の定量化にも成功し、今でもこのモデルは広く受け入れられています。ここで重要なのは、起き続けているとスローウェーブアクティビティが強くなり、眠るとそれが戻っていく、その現象がしっかりと記述されたことです。眠気と関連しているスローウェーブが起きている時に神経細胞自体はどのようになっているのでしょうか？

　二つ目に紹介するのは、そのような細胞レベルでの神経活動の研究です。ミルシア・ステリアデ博士は、睡眠時のネコの神経細胞の活動を詳細に記録しました。博士は電気生理学という手法で、起きているネコや寝ているネコの神経の電気的な活動を調べました。その結果、起きているネコは神経が常に興奮を続けて発火（バースト）していましたが、寝ているネコはある程度神経が活動しては一休みするというように、間歇的な発火をしていることがわかりました。

　しかもこの間歇的な発火の間隔は、0・5～4ヘルツ（1ヘルツで1秒に1回）です。0・5ヘルツならちょうど2秒、4ヘルツなら250ミリ秒で一周期が終わるかたちでずっと繰り返される、そんな特徴がある活動が睡眠時の神経細胞で起こっていることを、ステリアデ博士は90年代に発表しています。

神経細胞のシミュレーションモデル

　これらの二つの先駆的な睡眠研究に触発されて、2000年代に入った頃から、この哺乳類の睡眠ならではの「スローウェーブオシレーション（徐波発振）」をモデル化してコンピュータでシミュレーションしようとする動きが盛んになっていきます。

これは、一つの神経で起こるミクロで速い現象と、脳全体で起きるマクロなゆっくりした眠気という現象をつなぐ試みです。時間のスケールをどのように飛び越えるのか、そこを明らかにしようとする試みでもありました。

モデル化は、複雑な神経の活動パターンをコンピュータで予測し、試験管内で再現していくことで実施されていきました。例えば、２００３年には、２万８８８０個の神経をコンピュータの中に仮に設定して、そのつながりを工夫し、複雑なパターンのスローウェーブオシレーションを再現した研究が行われました[1]。２００５年には、１２８０個の神経細胞を再現する研究も行われています[2]。

この結果として、試験管内での現象の再現も成功していきます。しかし、ここで問題になるのは、これらは非常に精緻なモデルであるため大規模な計算が必要になることです。モデルを使ってコンピュータシミュレーションするにしても、いくつもの違った条件下で確かめる必要があります。当時のコンピュータの性能には限界があって、シミュレーション結果をもとに睡眠の鍵となる物質を予測するところまでは残念ながら至らなかったのです。

そこで私たちは、数千個のモデルを単純化し、たった一つの細胞のモデルでの試みを始めてみることにしました。研究を前に進めるには、複雑な変数を思い切ってシンプルにしてみる勇気も必要なのです。それは2012~13年頃のことだったと思います。

「平均神経モデル」を作る

私たちは、脳の一部が睡眠状態になるローカルスリープが知られていることから、たった1個の神経細胞でも「眠る」のではないかと予想しました。もちろん、神経はたがいにつながっていますから、このモデルを成り立たせるには工夫が必要でした。

そこで、私たちは「平均的な神経細胞」を仮定してみました。つまり、平均的な神経細胞が平均的な神経細胞とつながっていると仮定するわけです。

それまでは1万個の神経細胞の中に様々な遺伝子を仮定していたため、「神経の数×遺伝子の数」という膨大な複雑さを相手にしなければならなかったのですが、神経細胞が実質1個に減るならば実質的な遺伝子の数だけで勝負できます。

この平均的な細胞というのは、喩えるなら金太郎飴みたいなものです。どこを切っても金太郎が出てくる金太郎飴のような平均的神経細胞に、また金太郎飴がつながっているようなイメージです。

このようなモデル化の考え方は、理論物理学の「平均場近似」と言われる手法です。理論物理学では、たがいに作用しながら動く複雑な問題（多体問題）を解く場合に、素子あるいは粒子間の作用を平均化することで、全体を平均的な像としてとらえていく方法を使います。

平均場近似を使えば非常に複雑な睡眠の特徴も捉えられるのではないかと思いついた私は、コンピュータ内でモデルの実装を始めました。最初のモデルは、国際学会に出席する途中の飛行機の中で完成しました。「お、動いた」とうれしかったのを今でも覚えています。

そのモデルが一つの取っかかりです。もちろん、それだけでは一つの解が見つかっただけにすぎませんので、それが一般的に成り立つのかを確かめていかなくてはなりません。医学部の学生だった多月文哉さんらに協力してもらってコンピュータをフル活用し、2千万個もの中から1千個以上のスローウェーブオシレーションのモデルを作り出しました。

細胞のチャネルとポンプ

実際の神経細胞の一つ一つには、様々なイオンを通す「チャネル」や「ポンプ」がたくさんあり、イオンを通すことで、私たちの体の中で電気的な情報を伝達しています。

チャネルとは、イオンを通す穴（膜タンパク質）です。特定のイオンだけが通ってくる穴が細胞表面にはいろいろとあるのです。ポンプは逆で、特定のイオンを汲み出す穴になります。例えばカルシウムイオンに対するチャネルを開くとカルシウムイオンが細胞内に入り、ポンプが開くと細胞からカルシウムイオンが出ていくことになります。

細胞はおそらく海で誕生したと言われていますから、細胞外の組成と海水の組成はそんなに変わりません。細胞内の組成は若干違っていて、細胞外ではナトリウムイオン（Na^{+}）と塩化物イオンのクロライドイオン（Cl^{-}）が高く、細胞内ではそれらは低いのです。カルシウムイオン（Ca^{2+}）も同じように、細胞外では高く、細胞内では低くなります。カリウムイオン（K^{+}）の場合、逆に細胞内では非常に高くなっています。

細胞内は細胞外に比べてナトリウムイオンが少ないため、ナトリウムイオンのチャネルが開けば細胞外から細胞内にナトリウムイオンがどっと入ってきます。そうすると、陽イオンのナトリウムイオンの流入によって細胞自体も活性化します。この電気的な興奮が神経細胞の隅々に伝わるというのが、神経が活性化する時の仕組みになります。同じようにカルシウムイオンも細胞内には細胞外に比べて少ないため、そのチャネルが開くと細胞の

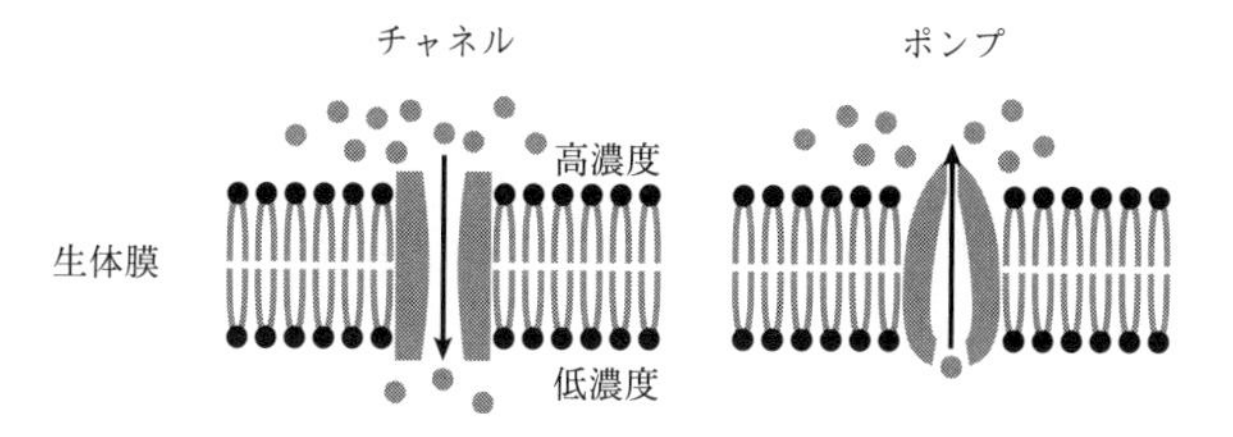

チャネルは高濃度から低濃度へ、ポンプは低濃度から高濃度へ物質を輸送する。

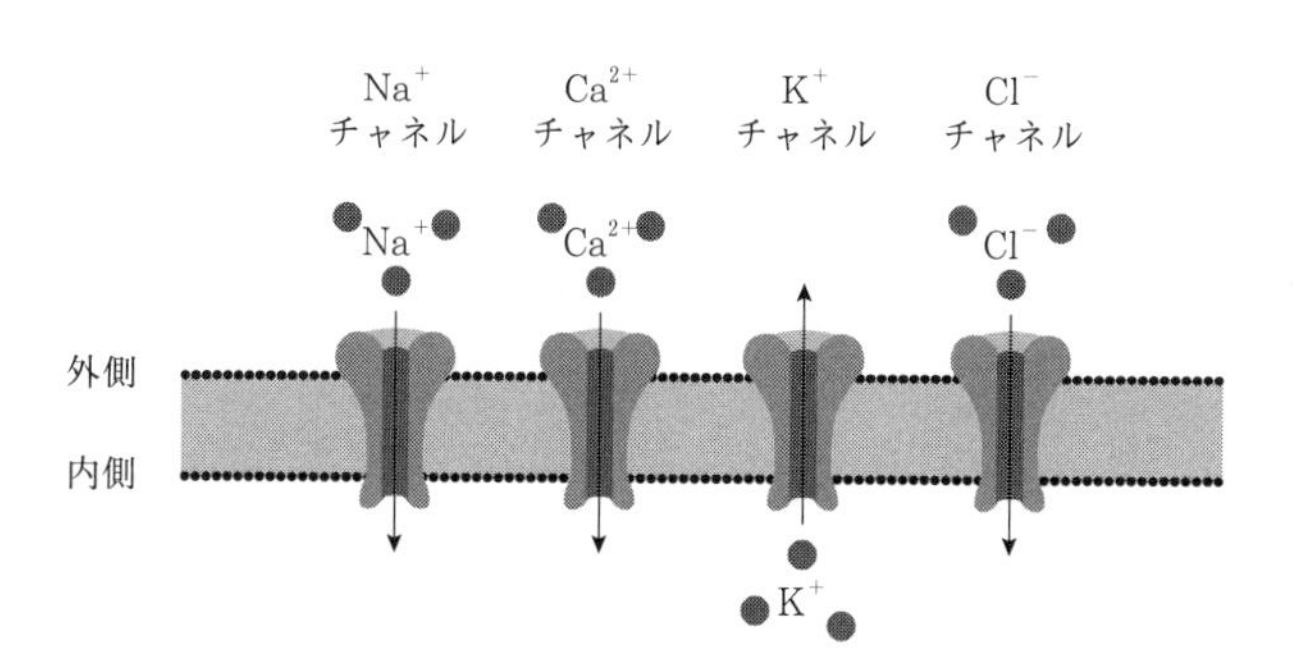

イオンチャネルの仕組み
神経細胞のシナプス上には、ナトリウムイオン（Na^+）、カリウムイオン（K^+）、カルシウムイオン（Ca^{2+}）、塩化物イオン（Cl^-）にそれぞれ特化したチャネルがあり、チャネルの開閉は細胞膜の内側と外側のイオン濃度の差によって引き起こされる。

図表８　チャネルとポンプの仕組み

中に陽イオンであるカルシウムイオンが入ることになり、細胞はやはり活性化します。

一方で塩化物イオンはどうかというと、こちらは陰イオンの物質で、しかも細胞の外に多い物質です。これが開くと細胞の中に陰イオンが入ってきて、細胞は活性化せずに逆によりおとなしくなります（ちなみにこのチャネルは現在使われている睡眠薬や鎮静薬のターゲットにもなっています）。

カリウムイオンは少し特殊で、細胞内のほうが細胞外に比べてカリウムイオンが多いため、カリウムイオンを通すチャネルが開くと細胞内から細胞外にカリウムイオンがどっと出ていきます。そうすると、陽イオンのカリウムイオンの流出によって細胞自体が不活性化します。

私たちは、モデル化した仮想の神経細胞の中に、様々なタイプの既知のチャネルやポンプを設定しました。

神経細胞のモデルにチャネルやポンプが強く発現したり弱く発現したりする設定をして、その2千万個の仮想神経細胞の「どれが眠るか」を調べていきました。そうしたところ、「眠る」神経細胞モデルを1千個以上見つけることができたのです。

1千個のモデルに共通する仕組み

可能性のあるモデルが1千個見つかった後は、その1千個に共通する仕組みを見極めていきました。

するとコンピュータの中で、四つの種類のチャネルとポンプが眠らせるために重要な働きをしていることがわかってきたのです。しかも、その四つは、どれもカルシウムに関係していました。やはり、カルシウムです。

何が起きているのでしょうか？

神経細胞であったら、発火は普通にあることです。他の神経細胞に情報を伝達するために、神経細胞は発火します。起きている時に神経細胞はずっと発火し続けているのですが、眠っている時にはしばらく発火して一休み、しばらく発火して一休み……のリズムを繰り返します。しかし、不思議なのは、睡眠時にはその発火がずっと続くのではなく、ところどころで小休止が入ることでした。この神経活動の仕組みの違いが睡眠と覚醒を分かちます。覚醒しているものがなぜ眠るのか、睡眠に切り替えるにはどこの何が大事なのだろうと見ていく中で、睡眠に大事だと思われるこの小休止を作り出している1千個のモデルを発見したのです。

ではどのように小休止が起きているのでしょうか？

カルシウムは神経細胞の興奮が続くと神経細胞内に多く入ってきます。どうやらこの時に流入したカルシウムが神経細胞をなだめて小休止を作り出すような働きをしているようなのです。通常はカルシウムは陽イオンなので神経細胞内に流入すると神経細胞を活性化させるのですが、ここでは、流入したカルシウムが陽イオンにもかかわらず、細胞をなだめているようなのです。神経細胞がなだめられるためには陽イオンが細胞外に出ていく必要があります。実は、この小休止の際に陽イオンであるカリウムが細胞外に出ていくのです。

このカリウムの細胞外への流出の引き金をカルシウムが引いていると、1千個のモデルから予想しました。このような仕組みを通じて、カルシウムは細胞内に入ることで神経細胞を活性化する一方で、神経細胞をなだめる別のチャネルを活性化させて眠りのパターンそのものを作り出しているようなのです。

まとめると、神経細胞の発火が続くとカルシウムが細胞内に入ってきます。カルシウムは陽イオンなので神経細胞を活性化しその発火を続けさせる一方で、入ってきたカルシウムはカリウムを細胞外に流出させるチャネルを活性することで、陽イオンであるカリウムが神経細胞外に流出し、細胞がなだめられて神経細胞発火の小休止が起こります。

神経細胞が小休止すると、カルシウムはこれ以上細胞内には入ってきません。細胞内で多くなったカルシウムは、カルシウムを排出するポンプから細胞外に流出していきます。そうすると、カルシウムによって踏まれていた神経細胞のブレーキがはずれていくので、また神経細胞が発火を始めるのです。このようにして神経細胞の活動が発火と小休止を繰り返していくのです。つまり、カルシウムが入っては発火が一休みし、カルシウムが抜けて発火が再開という１秒程度のゆっくりとしたサイクルで、神経細胞は眠りに特徴的な活動パターンを示すのです。

つまり、カルシウムは、細胞の中に入って神経を活性化させると同時に、別タイプのチャネルを活性化させることで睡眠のパターンを作り出していると予想されました。

検証のための次世代の遺伝学の開発

コンピュータのシミュレーションから、カルシウムの出入りに関係する四つの種類のチャネルとポンプが関係していることが予想されました。次は、これを検証する実験をしていくことになります。

予想では、カルシウムチャネルを阻害するとカルシウムが細胞内に流入しづらくなり、

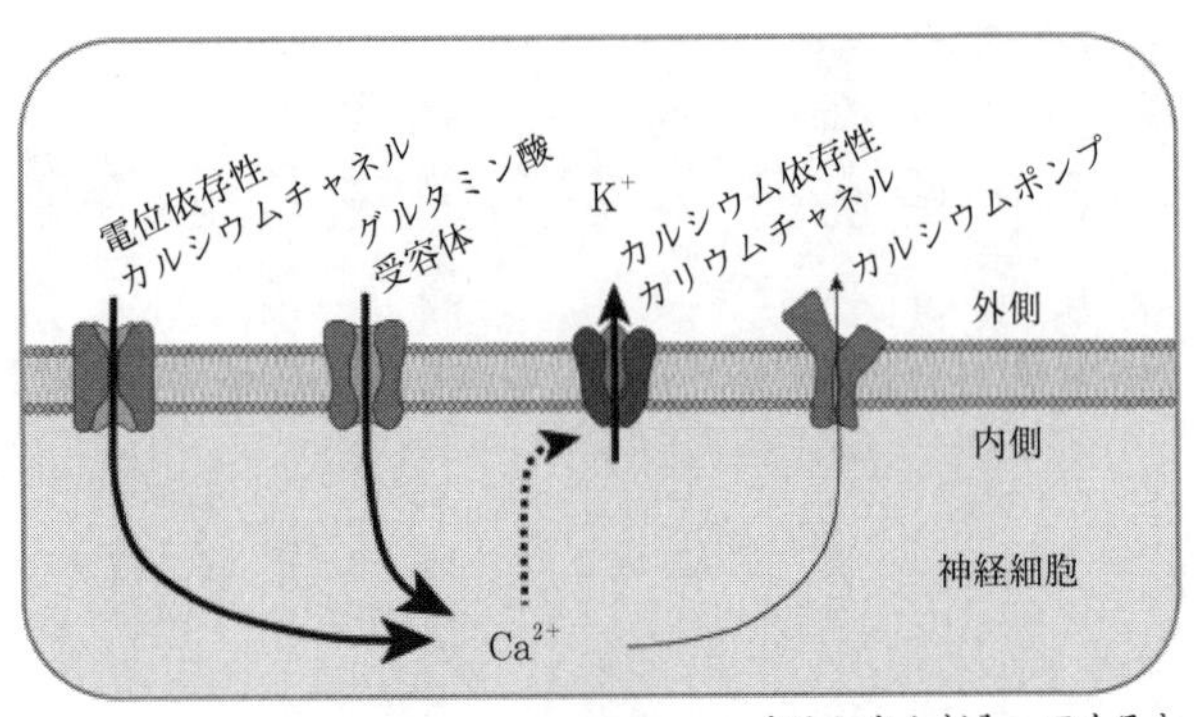

カルシウムが入ってくるとカリウムを排出するポンプが活性化して眠気が増加していく

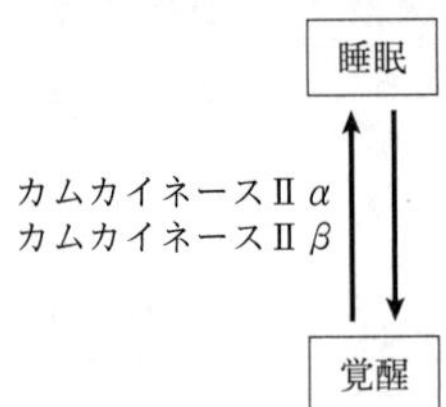

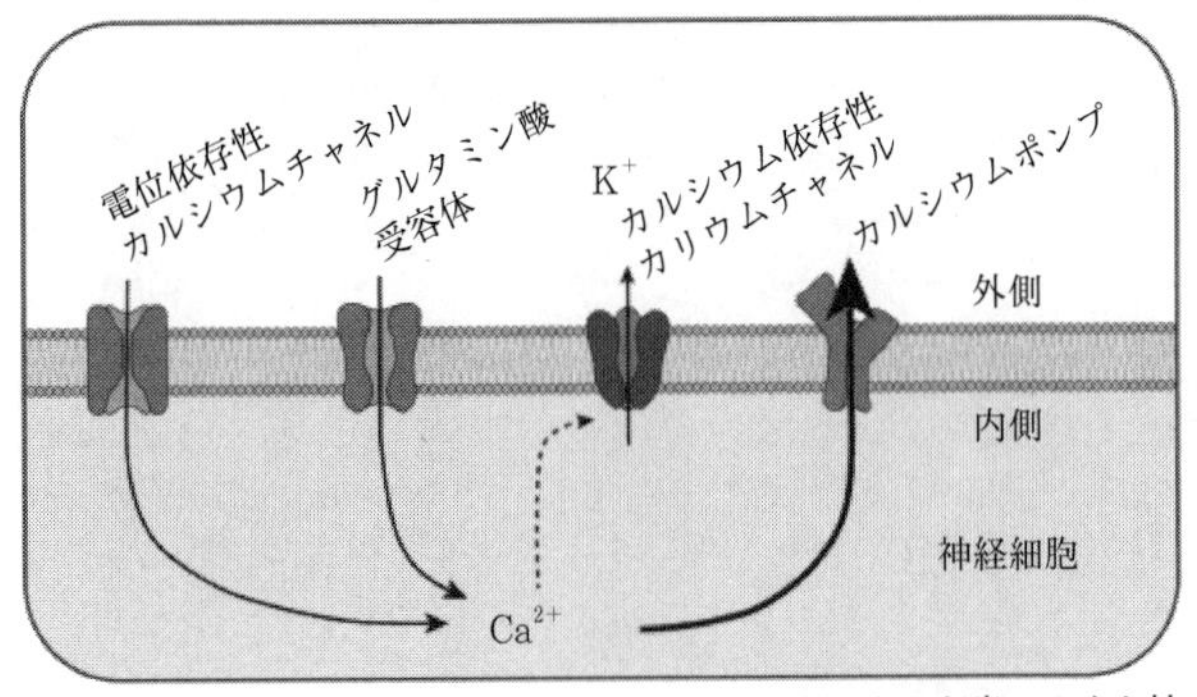

カルシウムが出ていくと神経活動が再開する

図表9　カルシウムがつくり出す睡眠覚醒パターン

眠りにくくなると考えられます。カルシウム流入の後に、細胞をなだめる働きをするチャネル（ここではカリウムを外に出すポンプ）を阻害しても同様に眠りにくくなるでしょう。逆に、カルシウムを排出するポンプを阻害した場合、今度は起きにくくなると考えられました。

実験では、私たちが見出した四つの種類のチャネルやポンプの遺伝子を一つ一つ壊したマウスの睡眠を調べれば、予想通りの現象が起きるかどうかによって仮説の検証ができるはずです。

この４群には、全部で25種類もの遺伝子があることがわかりました。25種類の遺伝子を調べることは、簡単なことではありません。従来の方法による遺伝子操作で遺伝子を欠損させた「遺伝子改変動物」を作っていく場合には、一人の研究者の時間に換算すると、延べ25年程度の月日を検証に費やさなければなりません。

なぜ時間がかかるかというと、従来の方法で遺伝子改変動物を作っていくためには動物同士を何度も交配させて作る必要があるからです。マウスの一世代に３ヶ月かかってしまうので、６回程度の交配が必要な場合、１～２年、あるいはそれ以上の期間がかかってしまいます。しかし、動物を交配せずに一世代で遺伝子を改変する次世代遺伝学を実現する

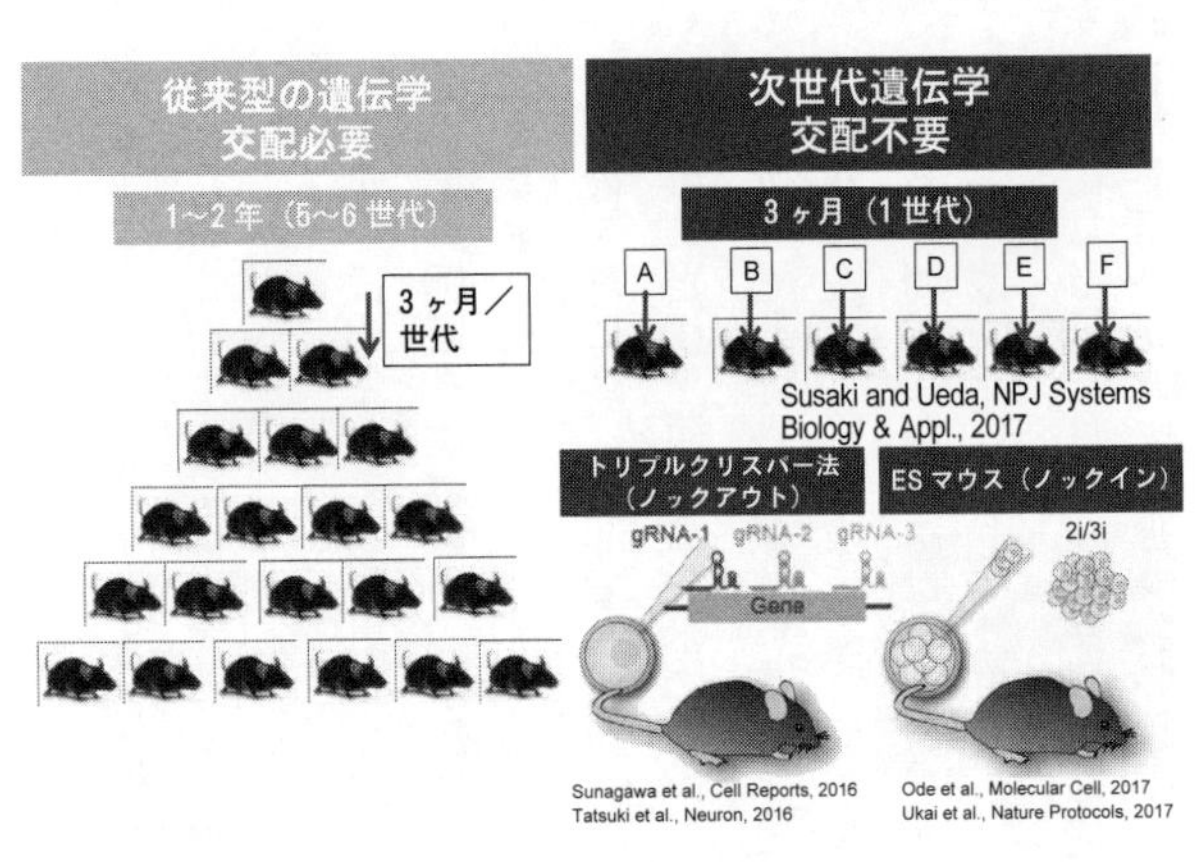

図表10　次世代遺伝学

ことができれば、検証に必要な期間は3ヶ月程度にかなり短縮できるはずです。そこで私たちは2010年ぐらいから次世代遺伝学の実現に取り組み始めました。

それではどのようにして動物を交配せずに一世代で遺伝子を改変することができるのでしょうか？　2012年、画期的な遺伝子編集技術「CRISPR-Cas9法（クリスパーキャスナイン）」が登場します。これは、バクテリアの酵素（sgRNA）を「ハサミ」のように使い、狙った遺伝子を自由自在に切ってしまう技術です。研究者たちはこの技術を使って遺伝子改変動物を作ることに挑戦したのですが、生まれた時から完全に遺伝子をノックアウトすることは難しかったのです[3]。

そこで、私たちは工夫をして、ハサミを1本ではなく3本使い、一つのハサミの切断量を3分の1にしてハサミによる遺伝子の切れ残りがより少なくなる方法を開発しました（具体的には、元の濃度の3分の1に薄めたsgRNAを3種類使いました）。

その結果、生まれた動物の95パーセント以上で、狙った遺伝子を三つのハサミのどれかで切ることができるようになりました。実は三つのハサミを使った場合、切れ残りが元の50パーセントから10〜20パーセント程度まで下がると予想していたのですが、実際には5パーセント以下となる良好な結果になり、生まれた動物のほぼすべてで遺伝子が完全に失われました(4)。

この「Triple CRISPR（トリプルクリスパー）法」では、約80パーセントの遺伝子に関して自動的に設計でき、ほとんどの遺伝子は一度に遺伝子を壊すことができるようになりました。

トリプルクリスパー法によって、以前は一人の研究者が1〜2年かかって1遺伝子を試すくらいがせいぜいだったのが、頻繁に遺伝子改変を進めていけば、一人の研究者が毎週2〜4個の遺伝子をノックアウトできるようになりました。3ヶ月後には2〜4個の遺伝子についての結果がわかるようになって、期間も大幅に短縮されたのです。

この交配を必要としない次世代遺伝学のトリプルクリスパー法によって、ノックアウト動物を作ることで実験のスピードが向上したため、一人の研究者が並列的に扱える数も増え、計算上では100倍程度の効率化が達成されたと言えます。

ノックインマウスの開発と睡眠測定施設

交配を必要としない次世代遺伝学を構築していく中で、私たちは短期間に遺伝子を壊すノックアウトだけではなく、短期間に遺伝子を書き換える「ノックイン」動物を作る技術も開発しています。従来の方法ではノックアウトと同様にノックインも動物を交配しないとできなかったのですが、新しい方法を開発することで最終的に2017年に交配せずに一世代で作り変えることができるようになりました。

こちらには、胚性幹細胞（ES細胞）を使います。ES細胞は「万能細胞」と呼ばれ、様々な細胞に分化できる能力を持った細胞です。ES細胞は遺伝子を書き換えることができますが、そのES細胞からマウスを作る際に完全に遺伝子を変えた動物を交配をせずに一度に作り出すのはなかなか困難でした。

卵子と精子は受精すると1細胞から倍々に分裂して1細胞から2細胞、4細胞、8細胞、16細胞……と増えていきます。私たちは、受精卵の分割の非常に早い段階、具体的には3

回分裂して８細胞になったところに改変したＥＳ細胞を入れ、ＥＳ細胞が生まれたマウスに寄与する率を上げるように、つまりマウスにおけるＥＳ細胞由来の細胞の率を上げるよう試みました。また、ＥＳ細胞の万能性を保つための薬剤を使い、ＥＳ細胞が仔マウスになる確率を上げるような工夫をしました。その結果、生まれてきたマウスのほぼ全身の細胞が、ＥＳ細胞由来となりました。

この「ＥＳマウス」の技術は、私たちの共同研究者の清成寛先生によって２０１０年に開発されています[5]。私たちはこの技術をさらに発展させ、２０１７年には生まれてきたマウスの約99・99パーセントの細胞はＥＳ細胞由来で、受精卵由来の細胞は０・００１パーセント以下になることを証明し、遺伝子を自由自在に改変した動物を一度に作ることが可能になりました[6]。

ノックアウト動物やノックイン動物を世代を経ずに作成することができるようになり、少量多品種で遺伝子改変動物を作ることができるようになりました。残された課題は、どのようにしてこれらの動物たちの眠りを正確かつ簡便に測定していくかです。そこで、私たちは新しい睡眠測定装置も作ることにしました。

動物の睡眠を測定するには、意外に高度な技術が必要なのです。マウスは人間のように聞き分けのよい動物ではありません。電極を貼っても動き回り、コードなどをかじってしまいます。脳波測定のためには外科的な手術で電極をつながなくてはならず、その繊細な手技もネックとなっていました。

そこで私たちは、マウスに対する非侵襲的（生体を傷つけない）な手法を開発することにしました。ダクトにつないだ空間の中に小部屋（チャンバー）を作ってマウスを入れ、呼吸時に微妙に変化する気圧を圧力センサーでキャッチ、睡眠データを収集できるようにしました。１０００チャンバーでの測定が週ごとに可能な設備を、各分野の専門家とともに作り上げました。その結果、私たちの持っている睡眠測定施設が、世界最大の睡眠測定施設となりました。

見えてきたカルシウムの睡眠への関与

このような新規に開発した技術を駆使して、私たちは週ごとに遺伝子改変マウスの測定をして、自分たちが予測した睡眠のシステムの検証をしていきました。

カルシウムに関係する四つのチャネルやポンプの25種類の遺伝子を一つずつ、すべてノックアウトしていった結果は、予想通りのものでした。つまりマウスは、カルシウムの入口や効き口（チャネル）をノックアウトすると睡眠が減少し、カルシウムの出口（ポンプ）をノックアウトすると睡眠が増加することがわかったのです。

より具体的にお話ししますと、カルシウムに依存してカリウムを外に排出するポンプの二つの遺伝子群をなくすと、マウスは眠りにくくなることがわかりました。逆に言えば、正常状態でこれらの遺伝子は眠るのに重要だ、ということです。また、カルシウムのチャネルの三つの遺伝子をノックアウトしても眠りにくくなることがわかりました。

逆に、カルシウムを汲み出すポンプをなくすと、今度は眠りやすくなることがわかりました。

実はクリスパー法の問題点として、別の遺伝子の部分も時々切ってしまうということが知られています。ターゲットの遺伝子を切る「ハサミ」を使ったとしても、ターゲット以外の遺伝子が少し切れてしまうのです。そこで、観察された睡眠の変化が、ターゲット以外の他の遺伝子が切れてノックアウトされてしまった結果ではないということを検証する必要があります。

この疑義に対処するため、私たちはまったく別の違う「ハサミ」を準備しました。まったく違うハサミではあるのですが、ターゲットにしている遺伝子は共通しています。このハサミでターゲット遺伝子を切ったマウスを用意してもう一度測ってみたところ、睡眠覚醒量も含め、見事に同じ結果が得られました。この結果は、観察された睡眠の変化が、二つのハサミに共通したターゲット遺伝子が切れてノックアウトされた結果であるということを示しています。このようにして観察された睡眠の変化が、ターゲット以外の遺伝子が切れてノックアウトされてしまった結果ではないということを示しました。

最後にもう一点、この一連の実験では呼吸を測って睡眠を測定したのですが、これが脳波で測った結果と本当に同じなのか、という疑義も考えられます。そこで、ターゲットの遺伝子を壊したマウスについて、脳に電極を刺すような旧来の侵襲的な方法で時間をかけ、確実に脳波を測定して睡眠に変化が起きていることを確かめました。その結果、呼吸で睡眠を測定する方法と脳波で睡眠を測定した方法が一致することがわかり、この疑義も解消されました。

透明化技術も駆使して証明

ここまでの研究の成果をまとめてみましょう。

カルシウムが細胞の中に入ってくると、結果的に神経細胞は「眠る」と言えます。

この考え方は、それまで主流となっていた考え方に挑戦しているようにも見えます。カルシウムは神経細胞が興奮すると細胞内に流入し、細胞内にカルシウムが入ると神経細胞はさらに興奮することから、これまでカルシウムと神経細胞の興奮はセットで考えられてきました。言わば、カルシウムは神経細胞の「アクセル」というわけです。

これに対して今回の結果は、細胞内にカルシウムが入ると神経細胞がなだめられて眠ると真逆のことを言っています。言わば、カルシウムは神経細胞の「ブレーキ」の代替というわけです。

それでは、実際にはアクセルとブレーキのどちらが正しいのでしょうか？　古くから信じられてきた通り、カルシウムが神経細胞のアクセルなのであれば、カルシウムのチャネルを止めた時に神経細胞はおとなしくなるはずです。逆に私たちの仮説が本当に正しくて、カルシウムが神経細胞のブレーキなのであれば、カルシウムのチャネルを止めた時に神経細胞は興奮するはずです。そこで、全脳レベルで全細胞を観察してみれば、どの仮説が正しいかがわかるだろう、と私たちは考えました。

このために使ったのが、脳を透明にして全細胞を観察する透明化技術です。神経細胞が興奮すると発現するタンパク質に蛍光タンパク質をつけ、透明化したマウスの脳の個々の神経細胞の興奮が見えるように工夫をしました。そのうえで、薬剤でカルシウムチャネルを阻害し、カルシウムが神経細胞内に入らないような工夫をしたマウスとこの薬剤処理をしていないマウスの脳を比べてみたところ、薬剤を投与したマウスの脳の全体で神経細胞が非常に活性化した状態になっていました。

薬剤処理によって活性が上がった細胞がカルシウムのチャネルを持っているかを確かめたところ、それらの細胞はほぼすべてこの薬剤の標的となっているカルシウムのチャネルを持っていることがわかりました。つまり、薬剤処理と神経の興奮に関係がありそうだ、ということです。

さらに脳の外側の一番進化的に新しい領域である大脳皮質に注目して場所ごとの解析をしたところ、この大脳皮質の1層から6層までの各階層で神経の興奮が上がっていることが確かめられました。特に大脳皮質の5層と6層という脳の表面から少し潜ったところにある領域は、コンピュータの数理モデルで再現した領域だったので、その領域で本当に神経活動が変化したかどうかは重要なことでした。[7]

睡眠の制御機構「リン酸化仮説」の提唱

ここまでの研究で、覚醒と睡眠でカルシウムの振る舞いが大きく変わることが想定されました。覚醒は「カルシウムブレーキ」が働いていない状況、睡眠は「カルシウムブレーキ」が強く働いている状況だというわけです。

それでは覚醒から睡眠への移り変わりはどのように実現されているのでしょうか？　より具体的には、この移り変わりに強く関わるとされる「眠気」はどのように実現されているのでしょうか？

カルシウムの出入りが睡眠と強く関わっていることがわかったので、ヒントはカルシウムにありそうです。一方で、カルシウムの出入りは大変速いために、カルシウムだけでは、ゆっくりとした時間を作り出すのは荷が重そうです。

実は、脳の学習や記憶についての文脈では、タンパク質の分子がカルシウムを感じてその情報を自分自身に書き込む仕組みについて、長い間研究がなされてきています。

私たちは、カルシウムによって自分自身に印をつけていくようなタンパク質（「リン酸化」して印づけする酵素）に着目すれば、眠気のようなゆっくりとした時間を実現することもできるのではないかと考え、カルシウムに引き金を引かれて働くリン酸化酵素に着目し、その睡眠に関する役割を調べていくことにしました。

そこで、カルシウムに引き金を引かれて働く様々な酵素分子を作り出す遺伝子を調べていくことにしました。

脳の中には、このようなカルシウムによって引き金を引かれて働く「カムカイネースII」(CaMK II)という酵素があります。この酵素はカルシウムが入ってくるとスイッチが入り、別のタンパク質にリン酸化という印をつける酵素です。この酵素はなかなか研究が難しく、この遺伝子を壊したハエは死んでしまうことが知られています。また、ヒトやマウスなどの哺乳類には4種類のカムカイネースIIがあることが知られているのですが、脳の中に多く発現するカムカイネースの遺伝子である「カムカイネースIIα」や「カムカイネースIIβ」を壊したマウスは、交配に問題があり、従来の方法ではなかなか研究が難しいことが知られていました。

しかし、私たちの交配をせずにいきなりノックアウトマウスを作る次世代遺伝学を用いれば、この交配が難しいという難点を克服できます。そこで、試してみたところ、4種類のカムカイネースIIのすべての遺伝子についてそれぞれノックアウトマウスを作ることができました。この結果、カムカイネースIIαやカムカイネースIIβの遺伝子を欠損すると睡眠が減ることがわかってきました。逆に言えば、これらの遺伝子は、睡眠を促進する遺伝子というわけです。

これらの一連の結果から、カルシウムの出入りを担う遺伝子と睡眠の関係とともに、カルシウムの下流でその履歴を覚えてメモリーの役割を果たしている酵素がリン酸化酵素のカムカイネースⅡではないかということを論文にして、2016年に報告しました。これが、私たちの提唱する「睡眠のリン酸化仮説」となります。

ちなみに、このような睡眠を促進するリン酸化酵素の働きについては、私たちが2016年の春に「睡眠のリン酸化仮説」でカムカイネースⅡの役割を世界で初めて報告した後に、同年の秋には、筑波大学の柳沢正史さん達が別の睡眠を促進するリン酸化酵素である「SIK3」の役割を報告しています。[8] 2017年の新春には、試験管の中の眠りを最初に提唱したスイスのメディ・タフティさんが、別の睡眠を促進するリン酸化酵素「ERK1」「ERK2」を提案しています。[9] 2016年から2017年にかけて、睡眠を誘導する3種類のリン酸化酵素の役割が見えてきたわけですが、それぞれ相互の関係は現在もまだよくわかっていません。

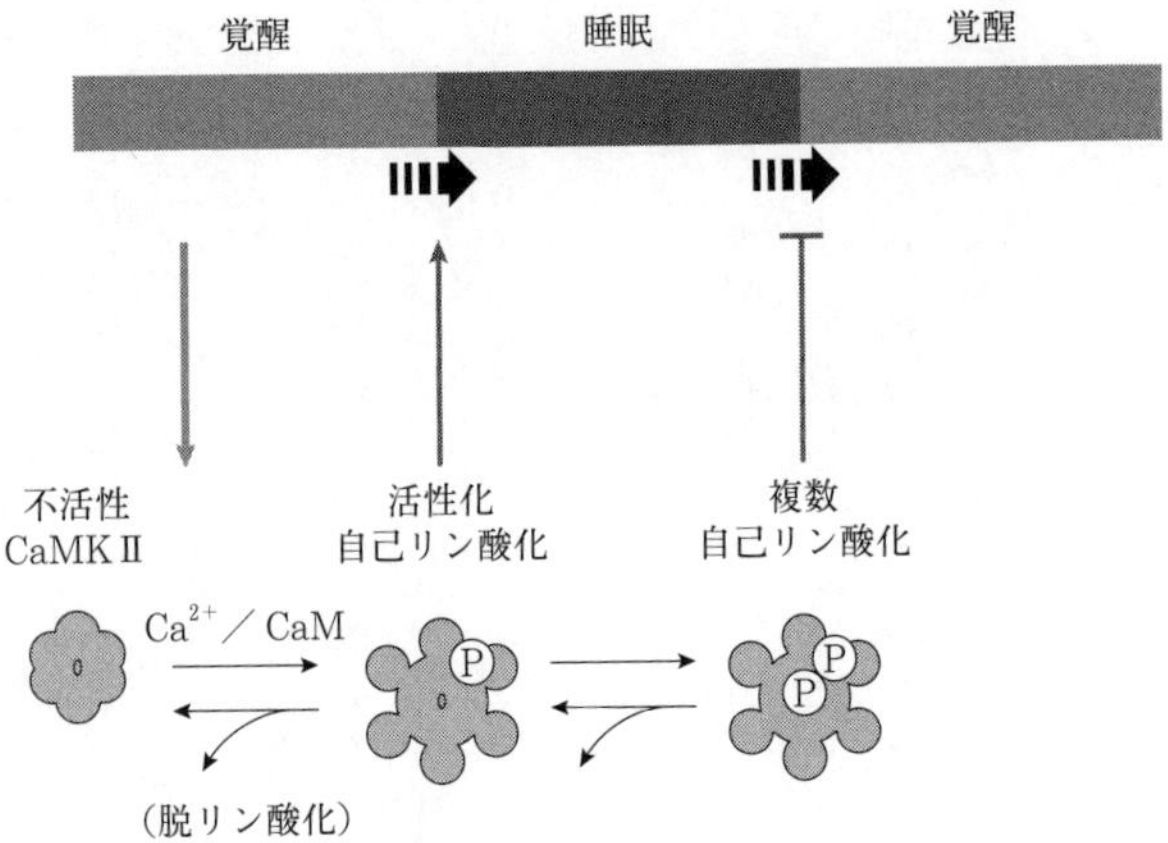

図表11　カムカイネースⅡによる睡眠覚醒制御モデル

カルシウム・カルモジュリン（Ca^{2+}/CaM）によってカムカイネースⅡは活性化される。カムカイネースⅡα/βの活性化レベルは覚醒の持続によって上昇する。

リン酸化状態と眠気は相関する

私たちが提唱した「睡眠のリン酸化仮説」では、「覚醒している時に神経細胞の状態の変化を読み取り、カルシウムに引き金を引かれて眠気の情報を書き込む酵素」があるはずで、その候補の一つが「カムカイネースⅡ」であるということになります。ただ、この「カルシウムによって眠気の情報が書き込まれる」という考え方が正しいことを証明するため、さらにいくつか示さなければならないことがあります。

まず「眠気の情報」は、具体的にどのタンパク質のどの場所（アミノ酸）に書き込まれているのでしょうか？　カムカイネースⅡはリン酸化という印を別のタンパク質につけることができる酵素なので、その標的であるタンパク質を見つけて、どの場所に印がついているかを調べる必要があります。

私たちヒトのゲノムの中には、２万数千種類もの遺伝子やその遺伝子産物であるタンパク質があるので、その中からカムカイネースⅡが標的としていて、眠りに関わっている遺伝子やタンパク質を一つ一つ探すことは至難の業です。従来の方法では、２万数千年かかってしまいますし、１００倍程度スピードアップした次世代の遺伝学を駆使したとしても２００年程度かかってしまうため、不可能にすら思えます。しかし、面白いことに、長年の脳の学習や記憶の研究の中で、カムカイネースは自分自身を標的としてリン酸化という印をつけていることがわかってきました。つまり、最初に調べるべきカムカイネースⅡの標的は、カムカイネースⅡ自身だというわけです。

とはいえ、カムカイネースⅡのリン酸化される候補の場所（アミノ酸）は非常に多く、睡眠に関わっているカムカイネースⅡの遺伝子「カムカイネースⅡα」と「カムカイネースⅡβ」のそれぞれの候補の場所は、αには54ヶ所、βには69ヶ所もあります。つまりカムカイネースⅡのどの場所に眠気が書き込まれているかを調べる実験では、αで54種類、βで69種類、合計で１２３種類もの異なる遺伝子改変マウスを作成する必要があります。

カムカイネースⅡαやカムカイネースⅡβを遺伝子改変した動物を一つ一つ作成して、カムカイネースⅡのそれぞれのリン酸化状態を模した動物を作り、それぞれの動物の睡眠状態を観察しなくてはなりません。

どのように異なるリン酸化状態を模倣するかというと、カムカイネースⅡの中でリン酸化という印がつきうる場所でアミノ酸を改変し、「印がついたまま」の状態を模したアミノ酸を導入します。その影響を一つ一つテストしていくことにしました。もう少し詳しく説明すると、印をつけるリン酸化は、タンパク質を構成するアミノ酸でも特定のアミノ酸にだけ起きることが知られています。カムカイネースⅡであれば、「セリン」と「スレオニン」というアミノ酸に印をつけることができます。そこで、カムカイネースⅡのアミノ酸の中で、セリンとスレオニンがある場所に対して、それぞれリン酸化状態を「まねた」アミノ酸である「アスパラギン酸」と入れ替え、カムカイネースⅡの疑似のリン酸化状態を作り出しました。

こうした実験を動物で行った例は世界でも類がなく新規性がある一方で、大変な困難と苦労も伴うものとなりました。ただ、その結果として大変面白いことがわかってきました。

マウスは夜行性で、正常なマウスは主に昼に眠りますが、夜も寝たり起きたりしています。正常なマウスの脳にまったく変異のないカムカイネースⅡを発現させた場合、予想通り睡眠は変化しませんでした。一方で、ある特定のアミノ酸をリン酸化を模したものに改変したカムカイネースⅡを発現させた場合、昼夜を問わずマウスの睡眠時間が延びることがわかりました。１日の総睡眠時間で見ると、ふつうのマウスは７２０分（12時間）近く眠りますが、リン酸化をまねたものを入れた場合には１０００分（16・7時間）近く、４時間以上長く眠りました。このようなアミノ酸は、カムカイネースⅡαの54ヶ所中で１ヶ所（２８６番目のスレオニン）だけあり、カムカイネースⅡβの69ヶ所中で１ヶ所（２８７番目のスレオニン）だけありました。つまり、たった１ヶ所の分子にリン酸化という印をつけただけで睡眠時間が数時間も増えることになります。

本当にリン酸化の印が睡眠時間の延長に重要ならば、印が入らなくなれば睡眠時間は延長しないはずです。そこでリン酸化の印がまったく入らないアミノ酸である「アラニン」に変えてみたところ、みごとに睡眠時間は元に戻りました。要するに、リン酸化すると睡眠時間が延びて、リン酸化されなくなるとその効果がなくなるというわけです。

さらに、眠気がたまっている時には本当にリン酸化されて印がつくのかも調べてみました。リン酸化されると、必ず重さ（質量）が変わります。質量分析機を使えば、タンパク質の特定のアミノ酸のリン酸化の有無を定量的に測ることができます。

そこで、カムカイネースⅡαの286番目のスレオニンのリン酸化状態とカムカイネースⅡβの287番目のスレオニンのリン酸化状態を調べてみたところ、断眠させて眠気がたまっているマウスは、αとβのどちらもより多くリン酸化されているという結果が得られました。このことは、実際に「リン酸化状態と眠気とが相関している」ことを示しています。まるで「眠気を数えているように印がついている」ということになります。

最後に、このカムカイネースⅡが脳のどの場所で働いているのかを調べました。現在は様々な技術を使えば、タンパク質を発現させる場所を変えることができます。脳の中には他の神経細胞を活性化する神経細胞（興奮性の神経細胞）もあれば、不活性化させる神経細胞（抑制性の神経細胞）もあります。私たちが最初にコンピュータ上で睡眠覚醒のモデルとして使用したのも興奮性の神経細胞でした。

そこで、変異させたカムカイネースⅡを興奮性の神経細胞に絞って発現させてみると、睡眠時間の延長が確認できました。抑制性の神経細胞に広く発現させてみると、今度は睡眠時間延長の作用は見られませんでした。このことから、カムカイネースⅡは予想通り、主に興奮性の神経細胞で働くことがわかりました。

ＳＯＳスイッチや睡眠モード切り替えスイッチも存在している？

このようにして見つけた「カムカイネースⅡ」のリン酸化状態は、本当に眠気の情報なのでしょうか？

眠気の情報は、生死にかかわる重要な情報なので、精緻にコントロールされているはずです。というのも、環境が悪い時に眠ってしまったり、天敵に遭遇している時に眠ってしまったりすると大変危険です。もし、本当にカムカイネースⅡのリン酸化状態が眠気の情報を表現しているとするならば、眠気の情報をキャンセルすることができるようなＳＯＳスイッチもカムカイネースⅡの中にあるはずです。

そこで、私たちは、カムカイネースⅡαの54ヶ所中の１ヶ所（２８６番目のスレオニン）がリン酸化を模した改変をして動物が眠ってしまう状態の時に、別の53ヶ所中でＳＯＳスイッチを入れられる場所がないかを探していきました。また、同じようにカムカイネースⅡβの69ヶ所中で１ヶ所（２８７番目のスレオニン）にリン酸化を模した改変をして動物が眠ってしまう状態の時に、別の68ヶ所中でＳＯＳスイッチを入れられる場所がないかを探していきました。

そうしたところ、睡眠を開始する1ヶ所目のアミノ酸にリン酸化を模した改変がなされているにもかかわらず、それぞれ2ヶ所のアミノ酸のいずれかにリン酸化を模した改変が入ると眠りがキャンセルされました。つまり、カムカイネースⅡαとカムカイネースⅡβにはそれぞれ2ヶ所のアミノ酸にSOSスイッチが存在していることがわかりました。駅のホームの緊急停止ボタンのような緊急に睡眠を止めるスイッチがやはりある、というわけです。このSOSスイッチは緊急時に眠気がキャンセルされる「エモーショナル制御」(プロセスE)に関係しているのではないか、と考えられます。

カムカイネースⅡβに関しては、同じ様な実験で予想外のこともわかってきました。眠りを誘導する1ヶ所目のアミノ酸にリン酸化を模した改変が入っているところに、別のアミノ酸にリン酸化を模した改変がさらに入ると、睡眠を開始する効果は消失し、睡眠を維持する効果が出現することがわかりました。つまり、睡眠モード切り替えスイッチも存在していたのです。このようなスイッチは、カムカイネースⅡβの中に2ヶ所あることがわかりました。

この一連の実験からわかったことは、リン酸化酵素による印づけにはそれぞれ意味があるということです。リン酸化酵素がエンピツやペンだとするならば「書き込みポイント」

のようなものがあって、それがスイッチとなって睡眠を開始するスイッチ、睡眠を維持するスイッチとして機能しているということです。例えば、１番目に書き込むと眠たくなって寝落ちして、２番目のところに書き込むと眠り続けられて起きにくくなるというような、そんな機構があるとわかってきました。またＳＯＳスイッチのような３番目のスイッチも存在していました。

この他にも私たちは、カムカイネースⅡの酵素活性自体が睡眠を引き起こすのに必要かどうかを確かめる実験もしています。

１番目の眠気を開始するスイッチが入っていると、カムカイネースⅡの酵素活性が強くなることで眠気の情報が読み出されていると想像されるのですが、本当にカムカイネースⅡの酵素活性自体が睡眠を開始するのに必要なのかはよくわかっていませんでした。そこで、１番目の睡眠を開始するスイッチが入っている状態でありながら、酵素活性を壊すアミノ酸の変異もさらに入れたカムカイネースⅡを、脳に発現させてみました。そうしたところ、１番目の睡眠を開始するスイッチが入ると動物の睡眠時間は延びるのに対して、酵素活性が壊れると睡眠の延長効果はなくなることがわかりました。さらに、カムカイネースⅡの酵素活性を阻害することができる阻害剤を人工的に脳の中に入れたところ、通常であれば720分（12時間）ぐらいある睡眠時間が500分（約8時間）程度にまで短くなりました。こうした実験から、やはり酵素活性自体が眠気の情報の読み出しに必要だということが見えてきたのです。

カムカイネースⅡに、こうした眠気情報が順番にアミノ酸の違う場所に書き込まれているのか、アミノ酸の書き込まれる場所によって酵素の働き方がどう変わるのか、また、酵素の性質が変化した後にどのような仕組みで睡眠が変化するのかなど、細部の仕組みについては、今後詳しく解明されていくことになります。そのような仕組みがわかれば、エンピツやインクの濃さを調整したりするように、酵素の働きを調整することで睡眠時間をコントロールできるようになるかもしれません。

SOSスイッチの仕組みは？

以上のように眠気の書き込みや読み出し、眠気のキャンセルの仕組みが、カムカイネースⅡの研究を中心にしてある程度見えるようになってきました。このような仕組みの解明からさらなる疑問が生まれてきました。特にカムカイネースⅡの中に3番目の種類のSOSスイッチが見つかったことで、SOSスイッチを押して覚醒を開始する別のリン酸化酵素が哺乳類にもあるのではないか、という疑問が湧いてきました。

実は、このような覚醒を誘導するリン酸化酵素は2002年にアメリカのアミタ・シーガル博士らがショウジョウバエの研究でその候補を見つけています。「PKA（ピーケーエー）」というリン酸化酵素です。そこで、哺乳類でも同じようにPKAが覚醒を開始する遺伝子なのではと考え、ノックアウト動物を作成することにしました。

哺乳類には合計で6種類のPKA遺伝子があるのですが、そのうち2種類の遺伝子はノックアウトすると死んでしまうことが知られています。そこで残りの4種類の遺伝子をノックアウトすることにしました。そうしたところ一つの遺伝子のノックアウトで睡眠が変化することがわかってきました。

この遺伝子は、PKAの働きを抑える遺伝子で、それをノックアウトしたマウスを作ると、PKAの働きはより強くなります。そのようなノックアウトマウスで睡眠が短くなることがわかりました。PKAの働きが強くなると睡眠が短くなるわけですから、PKAは哺乳類においても覚醒を誘導する働きを持っているといえそうです。

もしリン酸化酵素であるPKAが覚醒を誘導するのであれば、その逆の働きがある「脱リン酸化酵素」は、睡眠を誘導することができるはずです。そのような逆の働きを持った

「脱リン酸化酵素」は本当にあるのでしょうか?

そこで私たちは、脳の中で出ている40種類程度の「脱リン酸化酵素」を一つ一つノックアウトしたマウスを作ることで、睡眠を誘導する脱リン酸化酵素を探していきました。そのような中で私たちは最近、脱リン酸化酵素の候補として「PP1(ピーピーワン)」と「カルシニューリン」という脱リン酸化酵素が哺乳類で睡眠を誘導することを発見しました。

このうち、カルシニューリンという脱リン酸化酵素がPKAと同様に睡眠を誘導する作用を持つことは、名古屋市立大学の粂和彦先生らが2011年にショウジョウバエの実験で発見していました[10]。しかしながら、カルシニューリン遺伝子をノックアウトしてしまうと動物が死んでしまうので、哺乳類の睡眠におけるこの遺伝子の機能はよくわかっていませんでした。私たちは、このようなノックアウトすると死んでしまう遺伝子に対しても、交配を用いない次世代遺伝学の形で、動物の体ができてから標的の遺伝子をノックアウトする方法を新たに開発し、カルシニューリンの遺伝子に応用しました。そして、カルシニューリンが睡眠を誘導する機能を持つことを発見することに成功しました[11]。

カルシニューリンという脱リン酸化酵素は、カルシウムで活性化することが知られています。カルシウムで引き金を引かれるカルシニューリンも、カルシウムで引き金を引かれるカムカイネースⅡと同様に眠気を数えることができるのでしょうか？

リン酸化酵素であるカムカイネースⅡの場合は、カルシウムに反応してリン酸化という印をつけることで眠気を数える仕組みが見えてきました。脱リン酸化酵素であるカルシニューリンがもし眠気を数えることができるのであれば、今度はリン酸化という印を一つずつ消すことで眠気を数える仕組みがあるはずです。このような眠気を数える仕組みがカルシニューリン内に本当に存在するかどうかは、まだまったくわかっていません。

現在私たちの研究室では一生懸命この問題に取り組んでいます。カルシニューリンを用いて眠気を数える仕組みを解明していくことも今後実現できるかもしれません。

「消しゴム」の正体の解明

ここまでカルシウムに応じて睡眠を誘導する酵素の話をしてきました。特に、カルシウムに引き金を引かれてリン酸化を行うカムカイネースⅡの場合は詳細な眠気の書き込みの仕組みがわかってきたのですが、まだわかっていないこともたくさんあります。

書き込まれた眠気の情報はどのように消去されて元に戻っていくのでしょうか？

眠気の情報を書き込むカムカイネースⅡはリン酸化酵素ですので、これとは逆の働きをする脱リン酸化酵素の中には、眠気の情報を消去できるものもありそうです。ＰＰ1やカルシニューリンのように睡眠を誘導する脱リン酸化酵素は見つかってきました。

これら以外にも、これまでたくさんの脱リン酸化酵素の遺伝子をノックアウトして調べてきたのですが、まだ眠気の情報を消去する脱リン酸化酵素や覚醒を誘導する脱リン酸化酵素は残念ながら見つかっていません。脱リン酸化酵素は、カルシニューリンのようにノックアウトすると動物自体が死んでしまう酵素も多いため、そのような酵素の研究は大変困難です。そのような致死的な脱リン酸化酵素の中に眠気の情報を消去する「消しゴム」が隠れているのではないかと考えて、現在私たちの研究室では研究を続けています。

その他にも、睡眠の概日時計による24時間制御の問題やレム睡眠とノンレム睡眠のサイクルの制御の問題もまだ残されています。もし、カムカイネースⅡやカルシニューリンなどのリン酸化酵素、脱リン酸化酵素による睡眠制御の仕組みが本当に睡眠の本質に迫っているとするならば、これらの酵素の仕組みをより深く解明していくことで未解明の問題を解く糸口も見えてくるかもしれません。

覚醒物質の出入りの履歴で眠気を表現する発想

カムカイネースⅡの場合もカルシニューリンの場合も、覚醒物質であるカルシウムに応じて眠気を書き込んでいく仕組みに関係しているのではないかという話をここまでしてきました。

２０１２年にボストンの会議で最初の着想を得てからだいぶ時間が経ってしまいましたが、カムカイネースⅡの最初の仕事を発表したのが２０１６年、カルシニューリンの仕事はこれから論文にしていくという状況で２０２４年以降に発表していく形になります。

このような覚醒物質の履歴を記憶していくことで眠気を表現するという発想を、うまく伝えてくれる絵画作品があります。オランダの画家マウリッツ・コルネリス・エッシャー（１８９８―１９７２）の『描く手』です（次ページ図表12）。ここに描かれた二つの手は、それぞれ自分の手をスケッチしているように見えます。

手を描いている手がもう一方の手によって描かれたものであり、これは「自己言及のパラドックス」の表現例だとされています。自身が手に持つエンピツで自分の手を描くという逆説的な連鎖を表現しています（そういえば、レム睡眠もフランス流には「パラドキシカルスリープ」と呼ばれているのです）。

またこの絵は、他の誰にも頼ることなく自分で自分に情報を書き込んでもいるので、こ

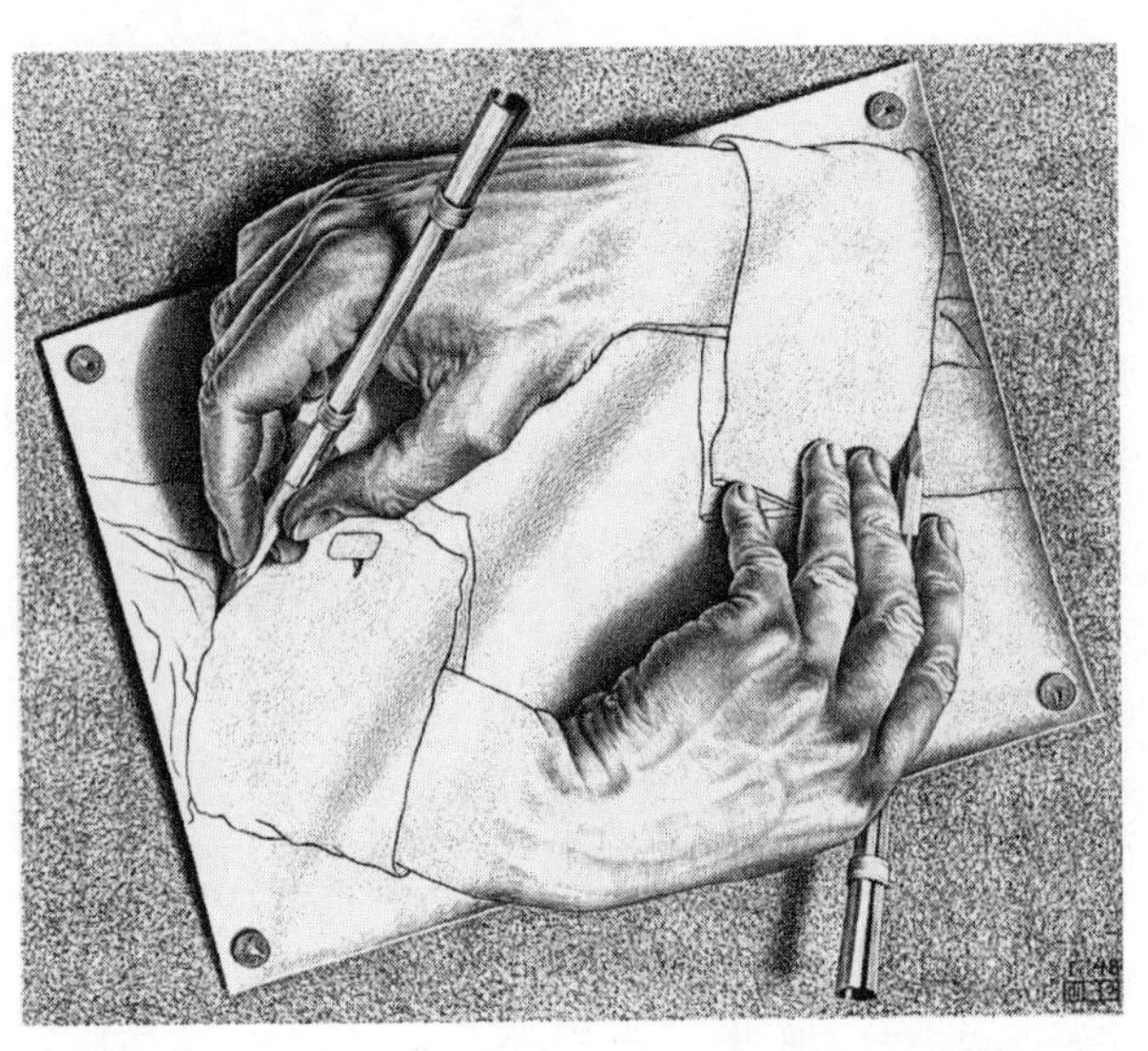

図表12　マウリッツ・コルネリス・エッシャー『描く手』

れまでにカムカイネースⅡの研究で見つけてきた「覚醒物質の履歴を記憶していくことで眠気を表現する」という仕組みをうまく表現してもいそうです。カムカイネースⅡは、自分が手に持つエンピツによって自分自身の手を白い紙に表現していくような酵素で、自分で自分にリン酸化という印をつけて眠気の情報を表現しているというわけです。

人はよく、忘れ物をしないように気をつけるため、大事なことを確実に覚えたい時に手にメモを書いたりしますが、同様に自己リン酸化する酵素も自分で自分に書き込みをするのです。覚醒物質であるカルシウムに引き金を引かれて自己リン酸化する酵素ならば、覚醒時には「起きたよ」「がんばったよ」と日中のがんばりを、自分自身の上に表現できますよね。日中活動した「がんばった」の一つ一つが覚醒時の情報として記録され、それが眠気に変換されていくと考えられます。そうすると、眠気を数え上げるカウンターのような役割を、自己リン酸化酵素の自分自身への書き込み情報に持たせることができます。この時、自己リン酸化酵素自身は情報を書き込むエンピツの役割をしているだけではなく、情報が書き込まれる紙の役割もしているのです。

リン酸化酵素は体内時計が私たちの体の中に24時間を作り出す際にも、重要な働きをしています。先にも述べましたが、私たちは２０００年頃から２００９年頃までの研究でカムカイネースⅡとは別のリン酸化酵素の働きが１日の長さを決めていること、このリン酸化酵素は温度に依存しない特別なタイプであることを発見しました。リン酸化酵素は時間を作り出すことができるのです。この時の経験が、眠気の仕組みを考えていく際にも役に立ちました。カルシウムという覚醒物質に引き金を引かれて起こる様々な化学反応には、リン酸化だけではなく様々な酵素があるのですが、その際にリン酸化酵素に着目できたのは、体内時計でのリン酸化酵素の研究のおかげです。

人体をトータルに制御する体制

体内時計での研究でも睡眠の研究でも、たった一種類の酵素の機能を変化させるだけで、24時間周期を48時間周期まで2倍以上変化させたり、睡眠時間を8時間から16時間程度まで2倍以上変化させることができます。細胞よりもごくごく小さな酵素などのタンパク質がなぜ私たちの体の機能をここまで大きく変化させることができるのかは、考えれば考えるほど不思議です。

遺伝子や遺伝子産物であるタンパク質は非常に微視的なものですが、その遺伝子やタンパク質自身が体内時計のように地球の24時間周期の自転を体現していたり、私たちの体の睡眠の量や質を表現できるのはなぜでしょうか？　タンパク質が時間スケールも空間スケールも大きく超えることができるのはなぜでしょうか？

実はタンパク質は、それ自身で時間のスケールを大きく超えていけることが知られています。タンパク質は数百ものアミノ酸が連なってできています。そのアミノ酸の中に含まれている原子がとてつもない速さでプルプル震えている状態から、酵素が機能を発揮できる100万分の1秒から1000分の1秒程度の状態へ、と大きく時間のスケールを超えた旅ができるのです。このようなタンパク質が持つ特殊な性質を私たちの体はうまく使っているのかもしれません。

空間のスケールで見ても、タンパク質をはじめ遺伝子や一部の分子の役割と働きはユニークで面白いと私は感じています。どうやら、私たちの細胞や体の中には、たった1種類のタンパク質の変化を他の遺伝子やタンパク質を通じて細胞全体、体全体の変化へと波及させていく、中央集権的な体制があるようなのです。それは、体や細胞の仕組みとして特権的な支配構造があらかじめ存在していて、遺伝子の中にも王族や貴族のような支配階級がいるかもしれないというイメージになります。

人間社会の社会構造の歴史で言うと、植民地主義の時代にイギリスや他のヨーロッパ諸国は中央集権的な他国の機構を巧みに利用し、うまい支配構造を作り出しました。宗主国として各国のリーダーをコントロールし、そのリーダーたちが各国内をコントロールするというような仕組みです。そうした社会構造と生物学の中の遺伝子の仕組みと働き方はよく似ていて、ごく少数のタンパク質や遺伝子に情報が集約されるような構造を取っています。

誰がリーダーかがわかっていくとそれを制御すればよいことになるため、生物学や医学では基礎的な遺伝子の発見あるいは仕組みの発見は深い応用につながってきました。情報が少数の遺伝子に集約されていることは、その遺伝子の発見がタンパク質の制御とダイレクトにつながることを意味するからです。つまり、理解することと制御することというのは本来はまったく違うものなのですが、実際に一部の分子が特権的な位置で体の機構を司っているとするなら、その制御が体の全体の制御にもつながっているのです。

医学では、体の「構造」の理解に重きをおいている学問が解剖学、「機能」の理解に重きを置いているのが生理学、その構造や機能の「制御」に重きを置いているのが薬理学になります。私自身は薬理学の教授として制御の学問である薬理学を教えているのですが、この制御のためにも、構造や機能の理解が最重要になります。生物学や医学において、深い理解が深い応用につながっていく現実があり、また、私たちの体はこのように特殊な構造や機能を有していると言えます。

食べるカルシウム、機能するカルシウム

ここまで覚醒物質であるカルシウムの隠された睡眠に関する役割を詳細に述べてきましたが、本章の最後にこのカルシウムについて、二点ほど補足しておきたい話題があります。

一つは、食べるカルシウムに関することです。２０１６年にカルシウムの睡眠に関する役割を私たちが報告した後、インドの新聞に「ホットミルクは睡眠に重要」の見出しが躍りました。実際、私自身も様々な学会で講演をすると「食物としてのカルシウムの摂取は神経細胞内のカルシウムイオンの働きと結びつくか」という内容の質問もよく受けます。私は、「ノーでもありイエスでもある」と答えています。

私たちの見立てとしては、神経細胞内のカルシウムはかなりタイトに制御されているため、「おそらく直接は関係がない」になります。経口摂取された栄養素が体内で消化吸収されていく仕組みにも、強固な機構が様々に存在しているからです。そう短絡的に結びつくものではありません。その意味では、「ノー」です。

しかし、カルシウムが欠乏すると睡眠に影響があることはよく知られている事実です。それは古くからの伝承や人間の知恵であって、そこには一つの真実が秘められているはずです。人類は、それこそ臨床的な研究などない時代からそうした発見を繰り返しては抽象化し、言葉で後世に伝えてきました。その意味では、「イエス」です。「ホットミルクは睡眠に重要か」との問いには、一概に肯定も否定もできないというわけです。

もう一つは、機能するカルシウムに関することです。カルシウムは、細胞内では二つの顔を持っています。その一つは、陽イオンとして細胞の中に入って神経細胞を活性化させるというものです。もう一つは、シグナル分子としての役割です。細胞の中でカルシウム濃度は非常に低く保たれていますが、細胞内に入ってくると他の分子に結合して「情報分子」として次のイベントを引き起こします。

このカルシウムについて最も先駆的な研究をした研究者に、東京大学の江橋節郎名誉教授がいます。薬理学教室でカルシウム研究を開始し、カルシウムが情報伝達分子であることを世界で初めて証明しました。

私は東京大学大学院に在籍中、その薬理学教室に所属し、概日時計の研究をやっていました。その頃、恩師の飯野正光先生に「カルシウムの研究はやりません」と宣言したことがあります。飯野先生は「そうですか」と笑っていらっしゃいました。

その後、概日時計の研究から睡眠の研究に進み、その仕組みを紐解いていってみたら、最終的にカルシウムが非常に重要な分子としてわかってきました。

大学院に入ったのは2000年でしたから、ある意味で私は、長い時間をかけてカルシウム研究に最終的に戻ってきたのかもしれません。2024年には江橋先生にちなんだ薬理学会の賞である江橋節郎賞をいただき、受賞講演では飯野正光先生が座長としてお骨折りくださいました。飯野先生は「必ずカルシウムの研究に帰ってくると思っていた」のだそうです。先生の慧眼には恐れ入るばかりです。

（1）Compte A et al., J Neurophysiol. 2003 May;89（5）:2707–25.
（2）Hill S and Tononi G, J Neurophysiol. 2005 Mar;93（3）:1671–98.
（3）Wang H et al., Cell 2013 May 9;153（4）:910–8. Mashiko D et al., Sci Rep. 2013 Nov 27:3:3355.
（4）Sunagawa GA et al., Cell Rep. 2016 Jan 26;14（3）:662–677.
（5）Kiyonari H et al., Genesis 2010 May;48（5）:317–27.
（6）Ukai H et al., Nat Protoc. 2017 Dec;12（12）:2513–2530.
（7）Tatsuki F et al.Neuron 2016 Apr 6;90（1）:70–85.
（8）Funato H et al., Nature 2016 Nov 17;539（7629）:378–383.
（9）Mikhail C et al., Sci Signal. 2017 Jan 24;10（463）:eaai9219.
（10）Tomita J et al., J Neurosci. 2011 Sep 14;31（37）:13137–46.
（11）Wang Y et al., https://doi.org/10.1101/2023.12.21.572751

第6章

試験管の中に見えた睡眠中の「脳の大進化」

神経細胞だけで眠ることができる?

ここからは、試験管での観察実験について、話をしていきましょう。

私たちは、最新の生命科学、特に最先端の遺伝子工学やコンピュータ科学を活用しながら新規に技術を開発、設備を整え、蓄積されてきた先人の研究や先駆的研究に基づく知見を検証、新しい睡眠研究に挑んできました。

そのかたわらで、試験管での神経細胞の培養実験も行っています。やはり、対象をつぶさに観察して研究できる試験管の実験は生物学に欠かせないのです。

試験管を使った睡眠の研究では1998年、スイスのウエリ・シブラー博士が『セル』誌で発表した論文があります。シブラー博士は、試験管の中で線維芽細胞(細胞の結合組織を作る細胞で皮膚の真皮にある)を培養し、そこに血清を高濃度で入れると、その細胞が自然に体内時計を刻むという発見をしました[1]。

この研究により、体内時計の中枢は視交叉上核(第1章参照)だとわかり、視交叉上核だけではなくほとんどすべての細胞には体内時計があり、自律的に時を刻めることもわかりました。つまり、音楽を奏でることができるプレーヤーはいたるところにいるのです。

概日時計の指揮者の役割を視交叉上核が務めていることは以前からわかっていたのですが、全身の様々な細胞に概日時計の実態があることが、この研究で初めて明らかになりました。

体内時計についての研究は、シブラー博士らの研究以前は個体を使ってしかできませんでした。この研究以後は、試験管の中でも研究ができるようになりました。

試験管の中で睡眠の状態が作れるという研究も、２０１２年と２０１５年に、それぞれ報告されます。２０１２年の研究はスイスのローザンヌ大学のメディ・タフティ教授の報告で、試験管の中で神経細胞を培養すると眠りのようなパターンを示す、というものでした（第４章参照）。

タフティ教授の報告では、試験管内に、覚醒物質である「ドーパミン」と「アドレナリン（ノルアドレナリン）」と「ヒスタミン」、「アセチルコリン」の４種類をカクテルにして振りかけると神経細胞は起きる、ということでした。だいぶ荒っぽい実験です。専門家は皆、「それは本当か？」との感想を持ったはずですし、「本当だったら面白い」とも思ったはずです。私もそうでした。

同じような仕事は２０１５年にアメリカのワシントン州立大学のジェイムズ・Ｍ・クルーガーさんからも報告されています。しかしながら、試験管の中で自発的に寝て起きて、ということができるかどうかはまだわかっていません。

そのような中、2016年に私たちは哺乳類の睡眠を制御しているリン酸化酵素のカムカイネースIIを発見します。その働きは一部の神経細胞だけでなくて、大脳の外側の皮質でもしっかりと機能していることも見えてきました。ここまでわかってくると、大脳皮質から神経細胞を取り出して試験管の中で培養すると睡眠のような眠りのパターンが起こるという報告は正しいのかもしれない、と思えるようになったわけです。

それで2016年以降、私たちも試験管の中での眠りを再現したり、覚醒を再現したりする取り組みを始めました。その実験は、現在も続いており、試験管の中で寝たり起きたりを再現できる日も近いかもしれません。

1千規模の電極で神経細胞を観察

試験管での実験といっても、私たちの研究室ではおなじみの細長い筒型のものではなくてプレート、それも電極付の細胞培養皿を使用しています。

プレートの中にはそれぞれ、半導体技術で作られたチップ（高密度微小電極アレイ）が一つ埋め込まれています。チップには20万個ほどの電極があり、そのうちの1000個を

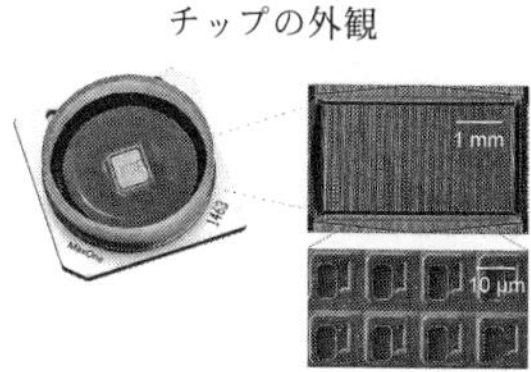

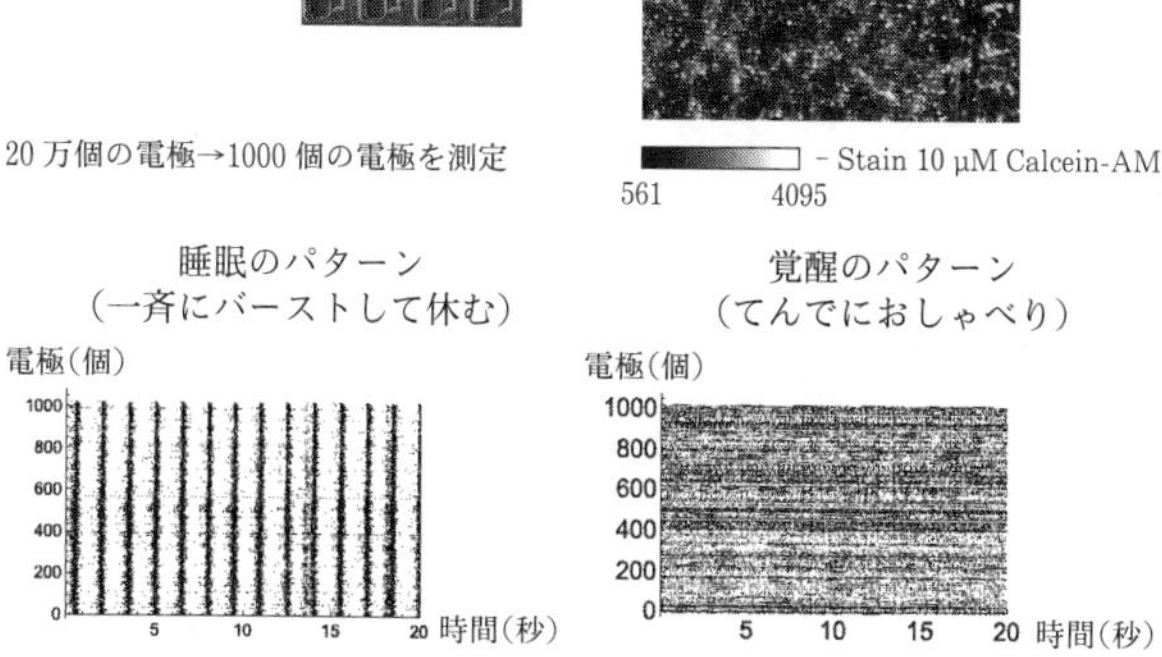

図表13　高密度微小電極アレイ

選んで測定できる仕掛けです。スイスのウルス・フレイさんが起業したマックスウェル・バイオシステムズ社の技術を使ってこのような装置が完成、実験ができるようになりました。

　この装置で取れているデータを紹介していってみましょう。

　図表13の下側の二つのグラフは、横軸が時間、縦軸が1000個の電極です。睡眠のパターン（左側）では、神経細胞があるタイミングでバババッと発火して休んで、バババッと発火して休んでというパターンを1秒に1回程度繰り返していることが見て取れます。ゆっくりとした脳波のデルタ波は0・

5～4ヘルツ（0・5ヘルツで2秒に1回、4ヘルツで0・25秒に1回）くらいなので、ちょうどそのぐらいのレンジの波がしっかりとプレートで培養している細胞に出ています。

ここに覚醒物質4種類を一度に振りかけると、こうしたきれいなパターンがなくなってバラバラになります（右側の「覚醒パターン」）。おたがいに同期せず、てんで勝手におしゃべりをしているような、散らばったパターンになります。メディ・タフティさんやジェイムズ・M・クルーガーさんらは、覚醒物質4種類を使っていましたが、私たちはそれを減らし、1種類あるいは2種類でもこうしたパターンが生まれてくるかを試しました。

神経細胞を培地で培養してある程度時間が経過したところから発火を測り始めるのですが、1週間から2週間もすると、少し弱いものの睡眠のようなパターンが出てきます。そこに1～2種類の覚醒物質を入れると、弱い睡眠パターンだったものがきれいにバラバラになった覚醒パターンになるのです。

カルシウムを抜いたり足したりして、カルシウムの役割を調べることもします。カルシウムを吸い取ってしまう「EGTA（グリコールエーテルジアミン四酢酸）」という化学物質があり、それを培地に入れると、発火がそろった睡眠パターンだったものがバラバラになって覚醒パターンになります。バラバラな覚醒パターンになった後、カルシウムを元の濃度に戻してあげるときれいな振動が生まれ、睡眠パターンに戻ります。カルシウムの増減で睡眠と覚醒のパターンを行き来できるということが、多月文哉さんや塩野晋之介さんらの実験でわかってきました。

このように、試験管の睡眠の実験ではいろいろなことが見えてきています。

睡眠はアクティブな活動だった！

カルシウムを増減させる実験で面白いのは、ＥＧＴＡの量を増やしてカルシウムを減らしたり、カルシウムを戻して増やしたりということが自在にできることです。

最初にこの実験を行った時に驚きがありました。カルシウムを抜くと神経活動が止まる――これは驚かないのですが、そこにカルシウムを戻せば私はてっきり、眠りがくるものだと思っていました。というのも、医学的には睡眠と昏睡は近い状態にあるので、シーンとなった後には眠りがきて、その後に覚醒がくると予想していたのです。

ところが、結果は違いました。シーンとなった後にカルシウムを戻すと、まず覚醒するのです。そしてその後に、睡眠がくるのです。

また、カルシウムをどんどん戻していくと、発火がゼロから徐々に始まっていきます。

発火のスピードが速まり、周波数がだんだんと高まっていき、あるレベルに達した時に初めて、眠れるようになります。この試験管の中での眠りと目覚めを見るかぎり、目覚めた時、覚醒時のほうがおとなしくなっています。その後にだんだん活動が上がってきた段階で眠れるようになるわけです。

少し補足しておくと、この試験管の中で睡眠と覚醒を作り出す実験では、平均的な発火を見ると覚醒時がより高く、睡眠時はより低くなり、これまで信じられてきた覚醒時は神経細胞がより活性な状態で、睡眠時はより不活性な状態という考え方に合っているように見えます。一方で、睡眠時に発火を開始しては小休止して、また発火を開始しては小休止というパターンを細かく見ていくと、実は発火をしている時の最大の発火頻度が覚醒時よりも高いことがわかってきました。睡眠時は小休止があるために、平均的な発火が見かけ上は低く見えていたのです。

もしこの観察が正しいとすると、最大の発火頻度で見る限り、睡眠時は活発な状態で、覚醒時より活性があるという考え方になります。この考え方は、これまで信じられてきた睡眠は不活性な状態という考え方とまったく逆のものになります。

試験管の中だけではなく、生きている動物においても、睡眠時の最大発火頻度は、おとなしくしている覚醒状態での最大発火頻度と比べてもより高いことが知られ始めています。
このような実験結果が正しいとすると、実は、眠るためには神経活動が上がっていなければならないのかもしれません。もしかすると眠りは、私たちが考える以上にアクティブな状態で、よりエネルギーが必要なのかもしれませんね。

脳は眠って覚えて、起きて忘れる？

従来は不活性な状態とされてきた睡眠が、脳にとってはより活動的な時間だとすると、これまで睡眠について語られてきた考え方、形作られてきた概念がまるきりひっくり返ってしまうことになります。大げさかもしれませんが、もしかするとコペルニクス的転回であるかもしれません。

私たちの研究室での現在進行形の研究を紹介していってみましょう。

木下福章さんという大阪大学医学部出身の大学院生がコンピュータでの仮想的な理論実験をしています。その実験では、コンピュータ上で覚醒の状態、眠りの状態を想定し、神経細胞の「学習」を再現できるような数理モデルで解析しています。これは、神経細胞は覚醒の時と睡眠の時と、どの時間帯によりよく学んでくれるのか、神経細胞のつながり

（シナプス）はどの時間帯に強くなるかというテストをしているようなものです。実際にコンピュータを用いて調べてみたところ、最大の周波数が大きい睡眠時のほうが、最大の周波数が小さい覚醒時に比べて効率よく学べていることが見えてきました。

コンピュータを用いた仮想実験を、さらに詳しく説明してみます。

まず、仮想実験を行うにあたっては、神経細胞同士のつながりがどのように変化するのかという神経細胞同士の学習のルールである「学習則」を決める必要があります。想定される神経細胞同士のつながりが神経細胞の活動でどう変化するかを記述する学習則としては、これまでに四つの学習則が知られています。大脳皮質の神経細胞の大部分で観察されている典型的な学習則が、最初の二つです。

一つ目は、「ヘブ則」と呼ばれるもので、ドナルド・ヘブさんにちなんだ学習則です。二つの神経細胞が同時に発火した時に、その二つの神経細胞の間のつながりが強くなるというものです。「Fire together, wire together（ともに発火すれば、ともにつながる）」というわけです。

もう一つは、「ＳＴＤＰ則（スパイクタイミング依存性可塑性学習則）」と言われている学習則です。二つの神経細胞があり、一つの神経細胞からもう一つの神経細胞に発火情報を伝えるとします。その時に、前の神経細胞が発火してから後の神経細胞があまり間をおかずに発火すると、その二つの神経細胞の間のつながりが強くなるという学習則です。逆に後の神経細胞が発火してから前の神経細胞が発火してしまうと、二つの神経細胞の間のつながりは弱くなってしまいます。前の神経細胞の発火が起こってから後の神経細胞が発火するというイベントが順番に起こると神経細胞同士のつながりが強くなることから、この学習則は因果関係を表現するのに重要だと考えられています。

四つの学習則のうちの残りの二つは、ヘブ則とＳＴＤＰ則のちょうど反対の学習則になり、大脳皮質の神経細胞でも例外的なものです。三つ目は「反ヘブ則」で、ヘブ則と反対ですから、二つの神経細胞が同時に発火した時に、その二つの神経細胞の間のつながりが弱くなるというものです。四つ目は、「反ＳＴＤＰ則」で、前の神経細胞が発火してから後の神経細胞があまり間をおかずに発火した時に、その二つの神経細胞の間のつながりが弱くなるという学習則です。

これら四つの学習則を生み出す仮想的な神経細胞のモデルをそれぞれ１０００個以上ずつ、コンピュータの中に作り出しました。そのうえで、それぞれの学習則から出発した時に睡眠時と覚醒時のどちらが効率的に神経細胞のつながりを強くできるかを見てみたわけです。

そうすると、大脳皮質で観察されている典型的な学習則であるヘブ則とＳＴＤＰ則では、睡眠時のほうが、覚醒時より神経細胞同士のつながりが強くなることが観察されました。逆に、大脳皮質では例外的にしか見られない反ヘブ則と反ＳＴＤＰ則から出発すると、従来の考え通り、覚醒時のほうが睡眠時よりも神経細胞のつながりが強くなりました。

仮想実験では、周波数や神経細胞の数、神経細胞同士のつながり方など様々にセッティングを変え、一般的にこの現象が成り立つかどうかも調べてみたのですが、結果は同様でした。ヘブ則とＳＴＤＰ則では睡眠時のほうが覚醒時より神経細胞同士のつながりが強くなり、反ヘブ則と反ＳＴＤＰ則では覚醒時のほうが睡眠時よりも神経細胞のつながりが強くなりました。

睡眠時にシナプスを強化する仕組み

このように、大脳皮質で観察されている典型的な学習則で出発すると、睡眠時のほうが覚醒時よりも神経細胞同士のつながりを強くするということがわかってきました。もちろん、学習則を例外的な学習則から出発すれば、覚醒時のほうが睡眠時よりも神経細胞同士のつながりは強くなるのですが、こちらは現実的でない想定になってしまいます。ですので、神経細胞同士のつながりを効率的に強くすることができるのは、覚醒時よりも睡眠時と言えそうです。

神経細胞同士のつながりが強くなる仕組みをさらに詳しく調べてみると、脳波では平均周波数が高いことではなく最大周波数が高いことが重要であることもわかってきました。

このことをヘブ則やＳＴＤＰ則を例に説明してみましょう。ヘブ則やＳＴＤＰ則では、まったく神経細胞同士が発火しない場合は、神経細胞同士のつながりの変化は何も起きません。つまり、何も発火が起きない時間はつながりには関係ないことになりますので、何も発火が起きない時間が大きく影響する平均周波数はあまり意味を持たないことになります。

一方でヘブ則では、神経細胞が同時に発火する時だけ神経細胞同士のつながりの変化が起きます。ＳＴＤＰ則も同様に神経細胞が前から後に順番に発火したり、後から前に逆の順番で発火する時だけ神経細胞同士のつながりに変化が起きます。発火が起きると変化が起きるため、発火の最大周波数がより大きな意味を持つのです。

睡眠時に比べて覚醒時のほうが神経細胞のつながりがまったく強くならないかというと、もちろんそうではありません。激しく運動をしたり、まったく新しい経験をしたりと非常に活発な活動や経験をすると、覚醒時の最大周波数は睡眠時の最大周波数を大きく上回ります。覚醒時が活発である場合には、従来の考え方のように覚醒時のほうが睡眠時よりも効率的に神経細胞同士のつながりを強くすることができます。ただし、覚醒時と睡眠時とで同じ平均周波数であったり、覚醒時のほうが少し高いぐらいだと、やはり睡眠時のほうが覚醒時に比べて神経細胞同士のつながりを強くすることができるようなのです。

このシチュエーションを別の表現で言い表すなら、それは「ハレとケ」になります。非日常の〝ハレ〟の時には覚醒時が、通常の生活の〝ケ〟の時には睡眠時が神経細胞同士のつながりをより強くすることができるということです。それがコンピュータを用いた仮想実験で明らかになってきました。とすると、少なくとも通常の生活の中で睡眠時間を削るのは脳の学習にとってよい方策ではなさそうです。というのも、睡眠時は神経細胞同士の新しいつながりを獲得するチャンスになるからです。

理論上は、私たちは睡眠時に神経細胞同士の新しいつながりを獲得し、次の日に少しだけ新しい自分になっているのだ、と言えそうです。

脳は眠って覚えて、起きて「探す」？

ここまでコンピュータを用いた仮想実験を紹介して、睡眠時の発火のパターンは覚醒時の発火のパターンに比べて、神経細胞同士のつながりをより強くするということを紹介してきました。これまで覚醒時に起こると考えられてきた神経細胞同士のつながりの強化が睡眠時により起こりやすいとすると、いったい覚醒時に脳は何をやっているのでしょうか。

仮想実験からの推測ではあるのですが、実際に、覚醒時は神経細胞同士のつながりがより弱くなっていきます。わかりやすく言うと、私たちは基本的に覚醒時には平均的には忘れていってしまうため、記憶を強化するのに覚醒は睡眠と比べて良い条件とは言えません。睡眠の意義を突き詰めれば突き詰めるほどに、今度は覚醒の意義が何かがわからなくなってきてしまうようです。

もともと睡眠は人間にとって大きな謎であって、その意味はいったい何なのかと探究されてきた歴史があります。しかし、気がついてみれば「覚醒とは何か」のほうが大きな謎に思えてきたわけです。目覚めて活動することは人間にとって当たり前、通常の状態だと受け止められてきたのですが、考えてみると覚醒時に脳が何をしているか、そこはたしかに不思議ですよね。

覚醒時、神経細胞は何をしているのでしょうか？

脳の働きは、睡眠時に覚えて定着させること、覚醒時に刺激を受けながら忘却してしまうことだけではありません。覚醒時に有利になりそうな脳の働きが、一つだけあります。それは、「探索」です。覚醒時には探索がしやすいはずなのです。

例えば、図表14のように、X軸とY軸に二つの神経細胞の状態を表現してみます。この二つの神経細胞が、まったく同じ状態で同期していたとしましょう。睡眠時のようにきれいな同期したパターンです（左側）。X神経細胞の活動が低い時はY神経細胞の活動も低く、その活動状態は座標軸で（0，0）となります。

X神経細胞の活動が活発な時には、Y神経細胞の神経活動も活発なのでその活動状態は（1，1）になります。なので、（0，0）と（1，1）を結んだ線上を行ったり来たりすることになります。この場合のXとYの神経細胞が取れる状態は二次元上にたくさんあるにもかかわらず、二次元の中で1本の線分の上を行ったり来たりしかしていません。二次元の中で一次元しか見ることができないのです。

一方で、覚醒時には、X神経細胞とY神経細胞はそれぞれにバラバラで、お互いにおしゃべりしているような散らばったパターンになります（右側）。このようなX神経細胞とY神経細胞はいろいろな状態を取り得るので、（0，0）もあれば（0，1）もあれば、

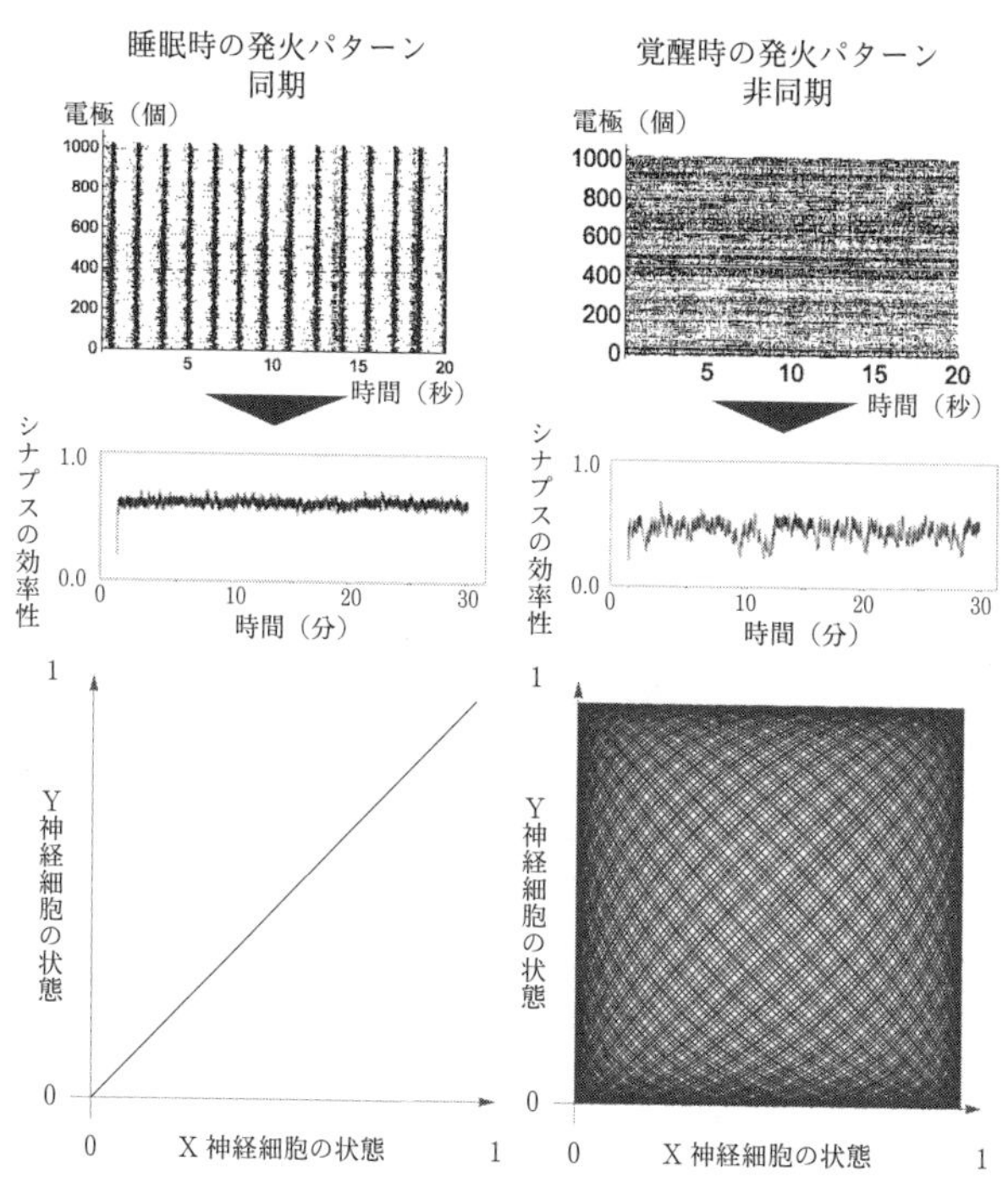

図表14　覚醒・意識と探索

（1, 0）もあるということになって、二次元上の広い空間を探索することができます。

つまり、覚醒時の発火パターンは睡眠時の発火パターンに比べ、探索することについてはとても効率的に思えます。もしかすると覚醒は、覚えることに最適化された状態ではなく、探すことに最適化された状態かもしれない、という気さえしてきます。

ともあれ、覚醒は、探索に向いている状態だということが見えてきました。たしかにヒトは他の動物と同じように覚醒時には身体的な活動を通しての経験もするため、日中には頭脳的な探索だけではなく、睡眠時には行えない物理的な探索を行っていますから、このような意味でも、覚醒は、探索することに最適化された状態と考えてよさそうです。

覚醒と睡眠を繰り返す意義

覚醒は、探索することに最適化された状態と考えてよさそうですが、それが続きすぎるとどのようになってしまうのでしょうか?

先に述べたように睡眠と比べて覚醒は神経細胞同士のつながり（シナプス）を弱くしていくため、覚醒が続きすぎてしまうとシナプスは、その覚醒時間の長さに応じてどんどんちぎれていきます。ちぎれて弱くなってくると、入ってくるカルシウムも少なくなります。その状態が持続して長く続くと、「よくがんばったからちぎれて弱まってきたみたい。低濃度でカルシウムが入り続けてアラームを出してくれていますよ」と感知して知らせてくれる——神経細胞内の状態のイメージはこのような感じです。

脳として最も避けたいシチュエーションは、神経細胞がちぎれてバラバラになってしまうことです。脳は統合的に働いて初めて様々な機能を発揮できる器官ですから、神経細胞同士がちぎれすぎるのはよくないことで、できるだけ早く修復したい。ちぎれすぎを各所で感じたら細胞の活性を上げて神経同士のつながりを修復するために睡眠モードに入るのです。というのも、先に述べたように覚醒と比べて睡眠は神経細胞同士のつながり（シナプス）を強くすることができるため、睡眠をすればシナプスを元に戻せて、神経細胞同士のつながりを修復できるからです。

では、睡眠モードに入っていくセンサーはどのようなものでしょうか？

ここで重要だと考えられるのは「低濃度のカルシウムの持続」です。神経細胞が疲れてちぎれると、流入するカルシウムが低濃度になっていきます。覚醒が続くと低濃度のカルシウム状態が持続することになります。このような「低濃度のカルシウムの持続状態」を、カルシニューリンやカムカイネースⅡなどのカルシウム依存的な酵素が感知して、ちぎれて弱くなった部分から眠りのスイッチを作動させることで多くの神経細胞が眠りはじめ、脳全体の眠りが始まり、やがては深まっていく――そんな眠りの仕組みが想定されていま す。

バラバラになった神経細胞のつながりが修復に向かっていくのは睡眠の大事な目的の一つでもあるはずですから、カルシウムセンサーであるカムカイネースⅡとカルシニューリンの働きをさらに探ることで睡眠の仕組みや意義がもっと詳しく見えてきそうです。

試験管の中の神経細胞は寝起きを繰り返すのか？

脳の神経細胞は「眠って覚え、起きて探す」ことが、私たちの試験管の中の眠りと仮想的な理論実験の研究から見えてきました。また神経細胞のつながりがちぎれてばらばらになりすぎないように眠るのではという睡眠の意義も議論してきました。神経細胞自体が眠ったり、起きたりというイメージで語ってきましたが、実際に、神経細胞自体が寝起きを繰り返すのでしょうか？

現在までに試験管の中の神経細胞を調べることで睡眠の状態や覚醒の状態がつぶさに見られるようになってきたのですが、残念ながらまだ、試験管の中の神経細胞が寝たり起きたりを繰り返す、つまり睡眠と覚醒を行き来することは実現できていません。もし試験管の中で、睡眠と覚醒を繰り返すような状態を作り出すことができれば、より多くの発見につながるはずです。私たちは、試験管の中での睡眠覚醒サイクルが実現できるのではないかと信じて、現在様々な方法を試しています。

体内時計の研究では、先に述べたシブラー博士らの研究によって、個体を用いてしかできなかった哺乳類の体内時計の研究が試験管の中でもできるようになり、その後の様々な発見につながっていきました。睡眠の研究でも、試験管の中で睡眠覚醒サイクルを獲得することができれば、個体を用いてしかできなかった哺乳類の睡眠研究が、試験管の中でできるようになり、睡眠や覚醒の詳しい仕組みについての各種実験が可能になり、研究は加速度的に進んでいくことになるでしょう。

もう一つ、まだ試験管の中で実現できていない状態としては、「レム睡眠」があります。レム睡眠は夢を見ている状態とまったく同一ではないことが近年の研究ではわかってきているのですが、もともと夢を見がちな睡眠として1953年に発見された睡眠で、少なくとも脳波上では覚醒の状態とよく似た睡眠だと言われています。最近になってレム睡眠を制御する分子の仕組みが私たちの研究でわかってきたことから、試験管の中でもレム睡眠を作り出せるのではないかと考えて、私たちは実験に取り組んでいます。私たちの研究室ではレム睡眠に関係の深い夢にちなみ、この研究を「ドリームプロジェクト」と言っています。

現在、私たちの研究室では、まだ試験管の中で実現できていない睡眠覚醒サイクルとレム睡眠の状態を作り出そうと毎日、「今日はできるか」と期待しながら実験を続けています。

レム睡眠の必須遺伝子を発見する

レム睡眠の話が出てきたところで、私たちが発見した「レム睡眠遺伝子」についても紹介しておきましょう。

例えばマウスは長く眠る動物で、1日の半分くらいは寝ています。そのうちのレム睡眠の割合は約10パーセントで70分ぐらいになります。これは24時間（1日）に換算すると、レム睡眠の占める割合は約5パーセントになります。ヒトでは睡眠量の20パーセントくらいがレム睡眠だと言われています。このレム睡眠を作り出す分子の仕組みを追究していったところ、私たちの研究室の3人の若い研究者、山田陸裕さん、神田元紀さん、丹羽康貴さんらがレム睡眠遺伝子を発見しました②。

この研究は当初目的がまったく違っていて、その目的は古くからの睡眠研究で脳の中で「睡眠を司る」とされてきた神経部位（視索前野、基底前脳部位）にどのような遺伝子が発現しているかを特定することでした。マウスの50ヶ所以上の脳部位を採取し、そこに発現している遺伝子を包括的に解析していった結果、これまでに「睡眠を司る」と言われてきた脳部位（視索前野、基底前脳部位）に、非常に強く発現する二つの遺伝子を見つけました。

　そこで、この二つの遺伝子が出ている神経細胞の機能を阻害したマウスを作り、そのマウスの睡眠を調べたところ、睡眠量がかなり減ることがわかりました。その神経細胞を詳しく見ると、それは「アセチルコリン」を作り出している神経細胞でした。どうやら、アセチルコリンが睡眠の総量を左右しているらしいのです。そこで、アセチルコリンを受け取るタンパク質（受容体）の遺伝子を一つずつテストしていくことになりました。

　アセチルコリンに関係する遺伝子は種類が多く（マウスで21種類、ヒトで22種類）、タバコに含まれるニコチンが効くタイプの受容体（ニコチン型）と効かないタイプの受容体（ムスカリン型）の２グループに分かれます。我々の研究ですでに睡眠にはカルシウムが重要だということがわかっていましたから、カルシウムを通せる可能性のあるニコチン型受容体の16種類の遺伝子のほうから、研究員は懸命に一つずつノックアウトしていったのです。16種類のうち６種類は筋肉を動かすのに使われており、ノックアウトしてしまうとマウスは死んでしまいますので、調べることができませんでした。そこで、残りの10種類の遺伝子を一つ一つノックアウトしていきました。ところが、驚くほどに睡眠は変化しません。

これにはみんなが落胆してしまったのですが、「しかし、待てよ」となりました。可能性が低いと思い込んでいた残りのムスカリン型の5種類が残っています。その5種類を一つずつノックアウトしていくと、1番目をなくすと非常に睡眠が減る、3番目をなくすとまた非常に減るということがわかりました。ただ、1番目の遺伝子のノックアウトも3番目の遺伝子のノックアウトも視索前野、基底前脳部位で神経細胞の働きを阻害したオリジナルの動物の睡眠と比べて、半分ほどしか睡眠量が減りませんでした。

そこで万全を期すためにこの1番と3番の両方をノックアウトしてみたところ、オリジナルの動物と同じかそれ以上に睡眠量の減少が見られました。最後の最後で呼吸を使った総睡眠量の測定だけではなく、脳波を測って睡眠の中味も詳細に見ていくと、驚くべきことにその2種類の遺伝子をノックアウトしたマウスは、レム睡眠がほぼなくなっていたのです。

結論として、そのマウスはレム睡眠がなくなったマウスだということになりました。これは、アセチルコリンのムスカリン型受容体の二つの遺伝子がレム睡眠に必須の遺伝子であるということを意味します。

この発見につながる研究が始まった頃、私たちは「睡眠のリン酸化仮説」からの流れで研究をノンレム睡眠に集中させていました。私たちとしては、睡眠量の10パーセント程度のレム睡眠より睡眠の大部分を占めるノンレム睡眠を研究の主体に考えていたのです。また少しだけ言い訳をさせてもらうと、呼吸で睡眠を測る方法ではレム睡眠とノンレム睡眠を見わけることができないという事情もありました。ところが次世代の遺伝学の研究を発端に睡眠量を定量的に見ていったところ、最後には「レム睡眠がなくなっている」ことがわかり、レム睡眠の必須遺伝子の発見につながりました。

アセチルコリンの量がレム睡眠中に上がってくることはそれまでにも知られていましたが、対抗する別の考えも提出されていて、アセチルコリンのレム睡眠での働きは議論が続いていました。この研究で少なくとも二つの遺伝子がレム睡眠に必要であることがはっきりしてきたので、ここからレム睡眠の基本的な仕組みやその意義も今後詳細に解明されていくのではないかと考えています。

レム睡眠とノンレム睡眠を繰り返す意味

ここでもう一度振り返って、ヒトの睡眠のパターンについて考えてみましょう。

私たちヒトは、長い時間持続した睡眠を取ります。実はこうした動物は限られているのですが、なぜヒトが長い時間寝続けられるのか、その謎は解明されていません。

またヒトは、長い一晩の睡眠の間にノンレム睡眠とレム睡眠を交互に繰り返します。健常者は睡眠に入る時は最初にノンレム睡眠が起きる、つまり最初に深く眠ると言われています。そこからある程度経つと、今度は脳が活動的になるレム睡眠に移行します。その後、ふつうは起きずにまたノンレム睡眠に入り、また90分ばかりするとレム睡眠に、とのサイクルを一晩にだいたい4、5回繰り返します。

眠り始めはノンレム睡眠の割合が多いのですが、起きかけはレム睡眠の割合が多くなります。またノンレム睡眠には「深さ」がありますが、これも覚醒が近づくにつれてだんだん浅くなります。なぜこんなパターンが出るのか、これもまだわかっていません。何がこの90分の周期を作り出しているのか、これも現在まで解明されていない謎の一つです。90分周期は長時間寝続けられるヒトだからこそ見えてくるパターンですが、ノンレム睡眠とレム睡眠が交互に移り変わることは他の動物でも共通していることが確認されています。

ノンレム睡眠とレム睡眠とが交互に移り変わる事象の意義は何か、さらに考えを深めてみましょう。

ノンレム睡眠は先に述べたように神経細胞同士のつながり（シナプス）を作ったり、強めたりすることに適した状態です。一方で、レム睡眠は、覚醒とよく似たバラバラのパターンを示すことから、レム睡眠では、覚醒と同じように神経細胞は「間引き」のようなことが行われていると考えることができます。つまり、記憶の素子と考えられているシナプスがノンレム睡眠時に強くなったり新しく生み出されたり、レム睡眠時に間引かれたりしているというわけです。

ヒトは長く眠ることによって毎晩、4～5回このノンレム睡眠、レム睡眠のサイクルを繰り返し、シナプスを強く、あるいは新しく作って間引くという繰り返しをしているように考えられます。この何かが新しく生まれて、選択されるという現象は「進化」の諸過程を想起させます。

仮説としての「脳の大進化」

進化で重要なプロセスは二つあります。一つは新しい可能性を作り出す「変異」、もう一つは適切なものの「選択」です。もしくは、多様性を生み出すプロセス、適当なものを残すプロセスと言ってもいいかもしれません。この二つのプロセスが回転していくことで、今まで想像もつかなかった新しい「発明」が出現しうることが、チャールズ・ダーウィンの「進化論」以降、広く知られています。

新しい種が生まれ、環境の変化などで選択されていくように、ノンレム睡眠時には新しいつながりが生まれ、レム睡眠時にはその新しく生まれたつながりが、選択されていくというわけです。もちろん進化は生命誕生後に30数億年をかけて起きてきた現象で、睡眠は時間単位で起きる現象ですから、時間スケールに大きな違いはあります。それでも、想像をたくましくすれば、毎晩私たちの頭の中で、新しい可能性が生まれて選び取られていく、新しい自分ができていく、そんな現象が起きていると考えられるのではないでしょうか。

特にヒトのように長く眠る動物で、周期的にノンレム睡眠とレム睡眠が繰り返される動物の場合には、こういった現象があること、そこにノンレム睡眠とレム睡眠の意味もあるのかもしれません。言ってみれば、私たちの脳の中では毎晩4、5回、「脳の大進化」が起きているのかもしれないのです。

人間の頭の中では毎晩、脳の回路を構成するシナプスが大きく生まれ変わって脳が大進化しているのだとすると、これはヒトの知性にきわめて重要な働きをしている可能性があります。ヒトだけがなぜ、長らく続いた野生の状態から、家を作り、社会を作り、集団を作り、安全に眠れるようになったのかを考えていくと、そこにはやはり睡眠中のシナプスの進化が大きな意味を持って作用しているのかもしれない、と私は考えます。

人間以外の動物であっても、十分な食事があって安全な環境を人工的に作り出してあげると、長時間眠れるようになります。ただし、ニホンザルなどでも野生の状態のままでは睡眠が分断されていくようです。長い睡眠を習慣にするベースは他の哺乳類でもありそうですが、集団を作ってより安全な環境を作って、安心して眠れるような環境を自ら作っていくためには知性が必要で、その知性を育むうえで睡眠は重要だったのかもしれません。

この進化現象との類似は、生命科学では免疫系のシステムにおいてよく言われます。免疫の抗体が作られる時にDNAレベルの変異が起こり、物質や細胞そのものが選択されていくからです。神経細胞の場合は、DNAに変異が入ってセレクションされるというわけではなく、そのプロセスが似ているということになります。

ノンレム睡眠やレム睡眠中のシナプスについては、これまでに様々な考えが提案され、それらを支持する実験事実やそれらに一見矛盾する実験事実が発見されてきました。

・1983年――フランシス・クリック博士は、レム睡眠時に記憶したものを整理（記憶を

消去）しているとの仮説を提唱(3)
・2003年—ジュリオ・トノーニ博士は、ノンレム睡眠中にこそ記憶の整理がなされていると提唱(4)
・2014年—ノンレム睡眠時にはシナプスが新しく形成されている(5)
・2017年—レム睡眠時にはシナプスの整理がなされている(6)

このような具合です。レム睡眠やノンレム睡眠の時に記憶に関わるシナプスがどのように動いているのか、これは研究者によって見解が異なり、いまだ一致していません。

私たちは、理論的な解析からノンレム睡眠がシナプスを強くしたり新しく生み出したりするためには最適だということを見出しました。逆にレム睡眠は間引くのに適していることから、「シナプスはノンレム睡眠とレム睡眠のサイクルで進化しうる」という仮説にたどりつき、ノンレム睡眠とレム睡眠の二つの睡眠を持つ意義を明らかにしていこうとしています。

ノンレム睡眠、レム睡眠を見て神経細胞のつながりを見ていくと、進化のような古くからあるテーマも新しいテーマとなって解きほどかれていくことになるのかもしれません。

第6章　試験管の中に見えた睡眠中の「脳の大進化」

（1） Balsalobre A et al., Cell 1998 Jun 12;93（6）:929-37.

（2） Niwa Y et al., Cell Rep. 2018 Aug 28;24（9）:2231-2247.e7.

（3） Crick F and Mitchison G, Nature 1983 Jul;304（5922）:111-4.

（4） Tononi G and Chiara Cirelli C, Brain Res Bull. 2003 Dec 15;62（2）:143-50.

（5） Yang G et al., Science 2014 Jun 6;344（6188）:1173-8

（6） Li W et al., Nat Neurosci. 2017 Mar;20（3）:427-437.

第7章

「健康な睡眠」の提案

睡眠時間が短すぎる日本人

これまで体内時計や睡眠に関する謎がどこまで明らかになっており、何がまだ明らかになっていないかを話してきました。近年の生命科学、特にシステム生物学や合成生物学の発展により、これまでなかなか解明が難しかった個体レベルの不思議な生命現象にとり組めるようになったことを、私は実感しています。

こうした研究は今後、私たちの社会でみなさんの生活実態と接続しながら広がりを持たせていくことで、さらに先に進んでいくに違いありません。

具体的には、大きな規模の集団で科学的根拠のある方法に基づいた定量的で安定したデータの測定ができるようになれば、細胞レベル、個体レベルでの生理現象をさらに深掘りできるだけでなく、人々が構成する社会に表出している様々な生命現象を解き明かしていけるようになると考えられます。

例えば、レム睡眠とノンレム睡眠のサイクルにしても、いくつかのパターンに類型化しようとすると、やはり調査対象を大規模にしたビッグデータが必要になります。睡眠に関するビッグデータは現状、イギリスに10万人規模のものがあってゲノムデータと紐付いています。研究目的ならばアクセスができ、それを私たちも解析しているのですが、イギリスで取得されたデータであることが前提になってしまいます。

日本は、世界でも睡眠時間が非常に短い国として知られていることをご存じでしょうか？

ＯＥＣＤ（経済協力開発機構）による生活時間の国際比較のデータ（２０２１年）によれば、日本は男女ともに睡眠時間が33ヶ国中最も短く、平均７時間22分となっています（日本の睡眠時間は２０１６年の数値）。世代で見ても、日本は大人だけではなくて子ども世代も睡眠時間が短く、全世代にわたって「睡眠衛生」が悪い国として知られています。

この日本の睡眠不足による経済損失は、アメリカのランド研究所のレポートでＧＤＰ比２・９パーセントに相当する、とも報告されています（２０１６年）。これは当時のレートで年に15兆円にもなり、現在ならば１・５倍換算で20兆円を超えているはずです。

このように世界の中でも特殊な睡眠環境にある日本で、国民を対象にしたビッグデータを集めて私たちの研究とつなげ、睡眠衛生を向上させていくための活動「睡眠健診運動」を私たちは２０２０年に始めました。

睡眠は基本的人権の一つ

睡眠衛生のベースとなる考え方で大事なことは、睡眠は日本国憲法に定められている「基本的人権」に関わっている点です。

睡眠は、基本的人権の「社会権」に含まれる「生存権」と非常に密接であるべきで、国民が保障されるべき権利の一つであると考えられています。もちろんこれは明確に条文化されているわけでなく、国民間に広く周知されているわけでもないのですが、今後睡眠の重要さが可視化されていけばいくほど、この文脈での意識は高まっていくでしょう。

生存権とは「健康で文化的な最低限度の生活をいとなむ権利」です。個人の健康を維持するために、健康に生存していくために、睡眠は誰にでも保障される権利であるということは、生物学の枠組みを超え、科学技術の理解とともに広まっていくべきですし、そうなっていくことを私は願っています。これは睡眠衛生を考えていく際にかなり重要なポイントなのですが、忘れられがちな点でもあるので、まずは最初に述べておきたいと思います。

日本の法律の面で、健康についての施策は、戦後の「栄養改善法」（１９５２年）に始まっています。その後は「健康増進法」などで定められてきました。１９７８年からは、健康増進にかかわる取り組みとして「国民健康づくり対策」が行われ、おおよそ10年ごとに見直しがされています（２０００年以降は「健康日本21」）。この対策の方向性で、国民の健康に関する施策は進んでいます。

みなさんが会社や自治体からのお知らせで受けている「健康診断」は、こういった健康関連の法律と施策によって実施されています。

睡眠対策の遅れは測定の難しさにあった

こうした施策の方針が大きく変わったのは、２００８年のことです。

日本は戦後から長らく栄養が足りない、栄養をしっかり摂って健康な体を作っていきましょう、と健康対策を進めてきたのですが、２０００年代になると栄養の摂りすぎが問題になってきました。体作りのために運動は引き続き重要だけれども、栄養過多はよくないので改善しましょう、と施策もシフトしたのです。それによって特定健診（メタボ健診）が実施されるようになりました。

このように健康についての対策では、栄養、食事、運動といった活動を推進するかたちがとられてきました。一般的に健康では、栄養（食事）、運動に加えて、休養（睡眠）が重要な3本柱だと考えられています。栄養（食事）や運動への施策は積極的に行われてきたのですが、休養、特に睡眠については、日本では栄養（食事）や運動に比べてその取り組みが遅れていました。

それでも１９９４年には休養についての「健康づくりのための休養指針」が出され、２００３年に「健康づくりのための睡眠指針」と名称が変わって、ほぼ10年ごとの改訂がされています。２００３年には、「快適な睡眠のための7箇条」が発表され、２０１４年には「睡眠12箇条」というのが出されています。今度の２０２４年の指針改訂では、睡眠衛生指導がメインになっています。

このように、睡眠について具体的な社会実装が遅れがちになってしまっている背景には、休養あるいは睡眠というものを簡便に、正確に測定して指導することに技術的な困難があったことがあります。体重を量るように、レントゲンを撮るように、短時間で確実な結果を得ることが睡眠ではできずにいました。また、運動や食事は意識がある覚醒時の活動ですが、睡眠は意識がない状態での活動になるため、客観的な測定に難しさがあって遅れてしまっていたのです。

ウェアラブルデバイスで正確な測定を

技術的な困難があった睡眠の測定も、２０１０年代からは目覚ましく進んでいます。

従来、正確な睡眠測定には「ポリソムノグラフィー（ＰＳＧ）」という装置を使っていました。これは体にたくさんのセンサーを装着して就寝、一晩かけてデータを取得する装置です。しかし、これを付けてふだん通りに熟睡するのはなかなかできないものです。

そこで最近進んでいるのが、ウェアラブルデバイスを使った測定です。腕時計型のウェアラブルデバイスは常時、気軽に身に着けられるメリットがあります。センシング技術やデータ解析技術の向上もあって、個人の健康管理に活用されるようになってきています。「アップルウォッチ」や「フィットビット」などの製品名を聞いたことがあるかと思います。

睡眠測定のデバイス開発は、東京大学でも２０１５年に始めています。

睡眠測定に活用できるデバイス開発にあたって問題となるのは、測定の「感度」と「特異度」でした。睡眠測定の場合の感度とは、「真の睡眠を正しく睡眠」と判定できる精度を言います。特異度は、「覚醒状態を正しく覚醒」と判定することができる精度を言います。この感度と特異度を精度よく測定できると、睡眠中の覚醒（中途覚醒）を正しく検知することができて、全体の検知精度が格段にアップします。

私たちは、製品化されている各種ウェアラブルデバイスでテストしましたが、どれも感度はよくても特異度がよくありません。そこで、睡眠のデータ検出と解析に特化した、「睡眠覚醒判定アルゴリズム」(ACCEL：アクセル）の開発に取りかかりました。

2020年にはアルゴリズムの開発が進んできたので、先ほど少し触れたイギリスのビッグデータを使って、応用してみることにしました。10万人の睡眠パターンをうまく解析して分類することができるか、やってみたのです。

すると、非常に長く寝ている人、非常に短く寝ている人、おそらくシフトワーカーの人で一般的な24時間周期とは異なるサイクルを続けている人、夜型の人、不眠症気味の人、極端に睡眠が分断されている人など、16のパターンの睡眠が見えてきました[1]。

しっかりしたデータがあると、こうした睡眠パターン別の抽出ができることが実証されてきたわけです。こうした技術ができ、応用も見えてきたため、「睡眠健診」をやっていくとよいのではないかというアイデアも出てきました。

このような研究成果に基づいた「睡眠健診」を提唱する活動を2020年頃から実施することになりました。

われわれのこの技術に関しては、独占ライセンスを付与して、ACCELStars(アクセルスターズ）社を起業しています。睡眠測定サービスを提供する会社という位置付けです。アクセルスターズ社のウェアラブルデバイス「ＡＣＣＥＬ」は、感度97・2パーセント、特異度82・2パーセントと世界最高精度を達成しています。

睡眠医療を充実させるエコシステム

こうした睡眠健診も含め、私たちは広い視野で「睡眠医療のエコシステム」を構築しようとしています。

「睡眠医療」とは、睡眠時の障害となる疾患を改善する目的の医療で、これは以前から臨床で実施されてきています。睡眠関連の器具や製品なども、だいぶ昔から存在しています。

しかし、その睡眠医療は各分野間がうまくつながってはおらず、基礎研究から臨床応用までの総合的な連関を持ったものでもありませんでした。また、このような医学の各分野では、基礎研究と臨床の間には「予防」の分野があり、それは「一次予防」（健康増進）、「二次予防」（早期発見）、「三次予防」（重症化予防）と呼ばれるカテゴリーがあるのですが、睡眠医療にはこれまで予防の観点が手薄だったのです。

睡眠は脳の通常の活動ですから、つぶさに睡眠を見ていくと脳の異常事態を早め早めに察知することができます。年に一度の健康診断のような形式、あるいは健康診断のメニューの一つとして睡眠検査ができると、早期に不調をとらえて適切な対処をし、病気の発症や悪化を防ぐことができます。睡眠医療における予防には、そのような意味合いがあります。

この予防分野を立ち上げていくことで、睡眠にまつわる生活習慣や生活の環境の改善を含めて睡眠医療のエコシステムができていきます。

将来はこのエコシステムを活用することで、睡眠健診の概念を社会に浸透させ、睡眠関連の病気の予防と早期発見につなげていくことができるはずです。睡眠が主要因と考えられている病気の解明、これまで想定されていなかった病気への睡眠の影響などの解明にもつながっていくことも考えられます。

睡眠が関係する病気とその実態

睡眠と実際の病気との関連についても、説明をしておきます。

睡眠に異常が現れる病気には、実に多様なものがあると考えられます。ただ、睡眠との因果関係がはっきりしないもの、睡眠が関係していると言われているものの、影響の程度が不明なものもあります。

まずここでは、おおまかな4カテゴリーで、具体的な病名をあげてみます。

・睡眠障害

睡眠に何らかの問題があって日常生活に影響が出ている状態です。この症状から思わぬ事故につながったり、生活習慣病やうつ病を引き起こしたりするリスクが生じます。

・精神疾患

脳の働きに変化があって、感情や行動などに顕著な偏りが見られる状態です。統合失調症、難治性のうつ病、双極性障害（躁うつ病）などがあります。

・神経変性疾患

認知機能障害など、様々な疾患の主症状の原因となる脳機能障害のことです。アルツハイマー型認知症やパーキンソン病などがあります。

・発達障害

生まれつき見られる脳の働きの違いにより、幼児の頃から行動面や情緒面に特徴が見られる状態です。自閉スペクトラム症、注意欠如・多動症（ADHD）などがあります。

このうちでも精神疾患の統合失調症や双極性障害では、そのような症状が一度出てしまうと相当に長期間にわたっての治療が必要となります。

精神疾患には古くから使われている治療薬が複数ありますが、その投薬による治療の効果はわかりづらく、医師にも患者にも満足のいく治療となっていない状況が続いています。発展が求められている領域で数多くの研究がなされているにもかかわらず、状況は大きな変化を見せていません。

精神疾患では睡眠の異常がほぼ必ず見られ、それぞれに特徴があると言われています。この疾患の場合、睡眠が直接の原因ではないにしても、睡眠と覚醒の状態を確実に観察していくことに問題を打開するきっかけがあるかもしれません。

その時、睡眠のデータは病の状態をのぞくための優れた潜望鏡、あるいは虫眼鏡の役割を果たすでしょう。また、データが集積していくことによって、結果的には重要な事実が判明していくかもしれません。

神経変性疾患にカテゴライズされるアルツハイマー型認知症やパーキンソン病でも、近年は鍵となる発見が報告されてきているのですが、臨床ではやはり古くからある薬が主流であって、創薬の動きはあるもののまだまだ発展の余地が大きくありそうです。

このように、脳が関わる分野の創薬については、医学の道にいる者として私も歯がゆい思いを長らく抱いてきました。脳内で何が起きているのかがわかりさえすれば、もっと研究も創薬も進んでいくはずなのです。

例えば、私たちの開発した透明化技術「ＣＵＢＩＣ」は応用されて、統合失調症やアルツハイマー病の仕組みの探究や治療薬の開発のためにも使われ始めています。これにより、例えば、ヒトの統合失調症を模したモデル動物とそうではない動物の脳を透明にして、統合失調症発症時にどの細胞が活動しているのかを観察できるようになってきました。またアルツハイマー病も同様に、アルツハイマー病を模したモデル動物とそうではない動物の脳を透明にして、どの細胞からどのように病気が進行していくかを観察できるようになってきました。

これはまだ具体的な成果には結び付いていませんが、観察を積み重ねていけば統合失調症モデルの動物の状態を推量できるようになり、こうした症状を改善する薬を与えた場合にどこに効いてどこに効いていないかがわかっていくでしょう。改善されない症状を治療するためにはどのような薬が必要なのか、それもわかってくるだろうと考えられます。

子どもの睡眠健診で早期介入を可能に

前記のように、子どもの発達障害でも、睡眠の異常は見られています。

私たちは、この子どもの睡眠への介入を重視しての活動も始めています。というのも、子どもの発達障害、自閉スペクトラム症、注意欠如・多動症（ADHD）などの症状には、早めの介入がより効果的であることがわかり始めているためです。

大人向けの睡眠健診とはまた別の学術的なプロジェクト、東京大学のシステムズ薬理学教室のプロジェクトとしての「子ども睡眠健診プロジェクト」を2022年にスタートさせました。

子ども睡眠健診プロジェクトは、小・中・高等学校に学校単位で申し込んでもらい、こちらからウェアラブルデバイスを最大1000個送付、データを1週間取ってもらって送ってもらいます。こちらからは個人データを解析して評価したパーソナルレポートをフィードバックします。

発達障害はなぜ早めの介入がよいかというと、早期にスクリーニングができて早期に障害対応が可能になると、症状も早期に改善していく可能性があるからです。なので、小児神経学的にはできれば1歳半、3歳の睡眠健診で、例えば自閉症のお子さんをしっかりスクリーニングできて、高学年になる前の６歳、９歳の２回の測定でＡＤＨＤのお子さんをしっかりスクリーニングできて、というかたちで実施できるのが理想的なのです。

　こうした子どもへの睡眠健診を普及させていくためにも、やはり多くのデータの集積を待つ必要があります。データが集積すれば子どもへの早めの介入の効果が証明されますし、実際、そこにはよい見通しもあるはずだ、と私たちは考えています。

国民的「睡眠健診」実現のための活動

　と、ここまで睡眠健診の必要性とその効果を述べてきましたが、要するにここには、健康の３本柱として睡眠はかねてより着目されていたものの科学的なエビデンスが不足、その扱い方が皆目わからないために無視せざるを得なかったという背景があります。エビデンスに値するものが見えつつある今こそ、社会活動として多角的に推進していくべきだ、というのがわれわれの考えになります。

　前述の「睡眠医療のエコシステム」では、「三次予防」の重症化予防は医療の専門家が担うことになりますが、「一次予防」の健康増進と「二次予防」の早期発見には産官学の連携が必要で、多くの方々に尽力していただくことになります。具体的にはまず、成人の特定健康診査の対象者に睡眠健診をしていく提案をしていくことが重要です。

こちらの活動の中心となる団体として、一般社団法人「日本睡眠協会」が２０２３年に設立されました。

日本睡眠協会の設立にあたっては、事務局を務めるＡＣＣＥＬＳｔａｒｓ社の下支えもあり、日本睡眠学会、日本公衆衛生学会、日本産業衛生学会、日本睡眠検査学会、日本人間ドック・予防医療学会、日本老年学的評価研究機構といった医学界のステークホルダーの方々に参画していただいています。日本睡眠協会がシンクタンクのように働くかたちで、33名の国会議員が参加する超党派の議員連盟「国民の質の高い睡眠のための取り組みを促進する議員連盟」（睡眠議連）も、２０２２年に立ち上がっています。睡眠に関する国への政策提言は、この議連での議論がベースになっていくでしょう。

日本睡眠協会は、アカデミア、医学界と政府をつなぐだけではなく、地域や産業界をつないで中心地となる役割も果たします。

例えば、睡眠関連の製品はかなり昔からニーズがあるのですが、睡眠の検査や睡眠の改善が目的であっても製品性能はかなりバラつきがあり、それこそ「ピンからキリまで」になっています。関連製品を健全に発展させるためにも、病院での医療機器に求められる医学レベルの精度から、一般の生活レベルに十分な精度までの基準を明示できる団体が主体となって、連続的につないでいかなくてはなりません。そのためにも日本睡眠協会は機能していくことになっています。

日本睡眠協会には、２０２４年４月現在で以下のような分科会があります。

・従業員・企業経営と睡眠
・生活習慣病と睡眠
・高齢者の健康と睡眠
・子どもの健康と睡眠

また今後、女性の健康と睡眠についても分科会が立ち上がると聞いています。

このうちの「従業員・企業経営と睡眠」について、少し説明をしておきます。

企業経営では「健康経営」といって、従業員の健康の維持と増進を重視することで生産性向上につなげる考え方があります。

これについて国政では、経済産業省が「健康経営優良法人認定制度」を作って、「健康経営度調査」を行っています。その設問に「睡眠」についての項目が追加されました（2023年度から）。健康経営でホワイト企業と認められようとすると、睡眠についての目配りも必要になってきつつあるということです。

また厚生労働省は、以前から健康診断を実施する企業や保険組合に対して、保険点数でメリットがあるインセンティブ制度を設けていますが、その制度内容の見直しは6年ごとに行われています。2024年から実施される制度では、「睡眠習慣の改善を施策として取り組んでいますか？」という設問が入ってきています。

前述したように、厚生労働省は2024年に「健康づくりのための睡眠指針」の改訂を控えていて睡眠と疾患に関してより深く踏み込んだ指針の策定を計画していますし、2030年には「特定健康診査等実施計画」の改訂（5期）で特定健診・特定保健指導における睡眠データの活用を盛り込んでいく可能性があります。

5期の改訂検討が開始される2027年までに、国内におけるエビデンスを構築し、睡眠に対する国民の意識を高めつつ世論を醸成していくことが私たちにも期待されています。

ヒトを研究して社会に接続させていく

ここまで、睡眠というかつては捉えどころがなかったものを定量的に捉えられるようになってきた現在における睡眠健診の社会実装について、話をしてきました。

しかし実は、私たちはまだ「健康な睡眠」を定義することが実現できていません。

年に一度の健康診断で血液検査を受けてコレステロール値を知ることができるように、睡眠健診によって「あなたの1週間の睡眠時間の平均はこれぐらいで、睡眠の質はこれくらいです」ということを、一人ひとりに伝えられるのが理想だと私たちは考えています。そのために、誰もが数値を見れば一目でわかるような、そんな睡眠の健康基準をなるべく早く設定することを目論んでもいます。

「健康な睡眠とは?」という問いは、ウェアラブルデバイスのような機器と技術が充実し、多くのデータを集めて解析できる今だからこそ浮上してきた問いなのかもしれません。そこに挑戦ができているのが現在であることを踏まえ、近いうちに確実な基準として結実させて、みなさんに提示していきたいと考えます。

これまで生物学では、ヒトそのものを対象にした研究はある種「応用」だと言われていました。ヒトは複雑すぎて、主流はヒト以外の動物だったのです。それは、知見も技術もヒトを直接対象にするほどには満ち足りていなくて、動物だけで精一杯でもあったのでしょう。

ヒトでもゲノムの情報が手に入り、定量的な解析ができる現在は、ヒトから新しいインサイトやアイデアが生まれてくる時代になってきました。ヒトを直接対象にすることがこの分野の研究の最先端になってきていること、それを私は今、痛感しています。

（1） Katori M et al., Proc Natl Acad Sci U S A. 2022 Mar 22;119（12）:e2116729119.

第8章

人間をミクロに摑んでマクロに考える

睡眠覚醒研究の新しい地図作り

2023年の2月末から私はサバティカル（研究休暇）を得て、イギリスのオックスフォード大学にいます。

私が研究に携わる学術的なフィールドは、生物学の中でも時間をテーマにした「時間生物学」で、そこでの細胞と下層の分子の働きを「分子生物学」や「システム生物学」のアプローチで迫っていく、というものです。いつもの研究生活に距離を取り、生物学や遺伝学、公衆衛生学の伝統があるオックスフォードに参集している各国の隣接ジャンルに精通した先生方と平場で議論ができるのは私自身も楽しく、刺激ある体験となっています。

この章では、私たちの睡眠覚醒研究の今後の見通しについて語りたいと思います。

その内容には、現在研究の真っ最中でまだ論文になっていないこと、つまり疑義と反論への証明をする準備すらできていない事柄や、これから研究に取りかかろうとしていてまだ私の頭の中の想像にすぎない事柄も含まれるはずです。しかし、こうした睡眠覚醒研究の「仮想地図」のようなものをみなさんと共有することで、また新しいマップ作りが始まっていくこともありそうです。

何といっても睡眠覚醒研究の地図は、まだその一部が見え始めたばかりなのです。私たちのこれまでの仕事も、地図作りのコンパスや道具立てのいくつかを用意できたにすぎません。

前章の終わりに、生物学はヒトそのものを研究対象にできるようになってきたという話をしました。ヒトを対象にしながら、細胞や分子の階層からヒトの理解をしていくことが具体化できて計画が立てられるようになってきたというのが現在地点です。今後のヒトの研究、睡眠覚醒研究は、かねてより人類にとっての大疑問となってきた「意識とは何か」あるいは「健康とは何か」といった大きな科学的命題の解明へと向かっていくことになるでしょう。

「意識とは何か？」というのは大変シンプルな疑問なのですが、それはシンプルでありながら科学的には非常に捉えにくい難問のままです。最初に、この意識のことから、私の考える見通しをお話ししてみます。

麻酔研究から見える「意識」

「意識」を客観的に定義することは大変難しいのですが、定義すら容易ではない難しい

「意識」にはどのように迫っていくことができるのでしょうか？

ヒトの睡眠中には、「意識がない」と言われるノンレム睡眠の状態が毎晩生じています。睡眠は睡眠中の脳波から客観的かつ定量的に定義することができます。その意味で、睡眠の研究は意識を直接研究対象にするわけではないのですが、定義が難しい「意識」とは異なって定義から出発することができる点で、意識に隣接する研究領域と言えそうです。意識がお城だとすれば、睡眠研究はお城を囲むお堀のようなものかもしれません。睡眠という堀を埋めていくことで、「意識のある／なし」にはどんな必要条件が満たされなければならないか、城の全貌があぶり出されていくイメージです。意識の解明には睡眠の研究が大きな貢献を果たすでしょう。

睡眠と同じように、意識や（意識を含む）覚醒に隣接する研究領域として、麻酔の研究があります。麻酔は、なぜ人の意識に効き目があるのかのメカニズムが解明されるよりも先に、実証的な効果が認められて実用化されました。つまり、応用から始まっています。古くから利用されているにもかかわらず、その仕組みの理解は遅れています。例えば吸入麻酔薬では、薬の標的（化合物の結合先となる神経細胞表面の受容体）がわかっていません。どこに薬の成分が作用して意識が消失するのか、というメカニズムがわかっていないのです。

私たちは2018年に、吸入麻酔の経路に関わる可能性が指摘される機構が睡眠制御にも関わるという報告をしています[1]。また、麻酔研究の本丸とも言える吸入麻酔薬の標的を探す研究にも長年取り組んでいます。吸入麻酔薬の結合する相手となる受容体を探すのはなかなか難しいのですが、受容体の候補を欠損させて麻酔が効くかどうか調べることは可能です。もしある受容体を欠損させて麻酔が効かないことがわかれば、「この受容体が麻酔薬の結合相手だ」とわかります。

これまでに私たちの研究室では、桑島謙さんや金谷啓之さんらの研究によって、吸入麻酔薬の標的がカルシウムに関係するものであることが見えつつあります。標的は複数ある可能性もあり、そこを含めて検証を進めているところです。睡眠ではカルシウムが関わっていることが判明してきましたが、麻酔の効く仕組みにもカルシウムが深く関わっていることは間違いがなさそうです。

意識と脳の関係

意識と脳の関係を麻酔の研究から見てみます。脳の表面に広がる大脳皮質は、五感や運動、言語や記憶、知覚など脳の中でもっとも高次な機能を司る部分ですが、この大脳皮質の断面を横から見ると、表皮から奥へと6層ほどの層からなり、それぞれの層が違う機能を持っていると言われています。各層の機能については、一部に個別研究で深い解析があるものの、脳はきわめて複雑な組織であるため、統合的にどのように動いているのかはわかっていない状況です。

ただ、私たちの研究ではないのですが、麻酔をかけると、「5層（レイヤー5）」にある神経細胞が睡眠時の脳波のようになっていることが確かめられています。意識喪失に相関し、ゆっくりと同期して振動していることもマウスの研究で確かめています。脳のある場所が同期する状態と、意識の喪失は関係しているのかもしれません。

この方向から、麻酔と睡眠の両方に見られる意識喪失の共通点と相違点も判明してくる可能性があります。麻酔の場合、効き目が強すぎると脳波がだんだん消失していくことが知られており、脳波の動きが重要な睡眠とは少し違う機構だと考えられます。麻酔の効き目が浅い場合は、睡眠と非常に似た脳波を示していて共通性があるので、今後、麻酔薬の標的やその働き場所がわかってくれば、神経の集団的な活動がどうコントロールされているのかも明らかになるのではないかと想定されます。

また、ここでは睡眠覚醒と意識が脳の大脳皮質とどう関係しているかを医学、特に生理学的な面から述べていますが、「意識」は私たちの自由意志の源泉であって、私たちの存在意義とも深く関わっています。

学問としての人文科学、哲学や心理学の方面からも意識や人間の思考、あるいは「心」の問題は重要な問いとなり続けてきました。人間の体内での意識の源泉と作動の実態が自然科学の側から明らかになることが、これまで人文科学で問われてきた「意識とは何か」の問いにも、今後、何らかのヒントを与えていくことになるのかもしれません。

意識や心の問題はこれまで、人間が自らの内面に問いかけ、その精神面に〝言語〟を使って迫っていくことで追究されてきました。しかし、言語による定義付けはどうしても個人に依存してしまい、その解釈や読み解きは多様で曖昧になる傾向があります。自然科学のように過去の知見の上に最新の知見を積み重ねつつ、観察や実験といった共同作業で動きや量を実証的に定義していくわけにはいきません。内的な感覚である意識や心の問題を、内的な感覚に頼ることなく、自然科学で定量化が可能な「行動学」的な定義にどうつなげていくか。それは決して容易(たやす)いことではないのですが、そこに私は非常に興味を持っています。

「脳アトラス」に時間軸を加える試み

私たちの睡眠覚醒研究の仮想地図ではいくつかの道具立てが用意できてきた、という話をしましたが、最近の研究内容についても述べてみましょう。

第6章で説明したように、私たちは試験管の中で睡眠覚醒のサイクルを再現しようとしています。この再現が可能になった暁には、「細胞に覚醒や意識を定義できるのか」「細胞は夢を見るのか」といった次のステップに進んでいくと思われます。現時点ではまるでSFの設定のようですが、そんな展開も想定されます。

第3章で説明した細胞の透明化技術によって、マウスの脳の透明化と脳の全細胞解析の研究が進み、「脳の時間地図」ができあがりつつあります。これは脳内の時間帯ごとの分業の様子をマップ化するものです。これまでの睡眠の機構の研究が分子や遺伝子にとっての時間の解明だったとしたら、いわば細胞の時間の解明ということになります。

ご存じのように「脳」と一口に言っても脳には様々な細胞があって、細胞から伝達される情報をまとめる役割を果たす中枢神経にも様々なものがあります。その複雑な脳内で睡眠の中枢がどの部分に存在してどんなタイミングで働いているのかを探るのには、かなりの難しさがともないました。睡眠の中枢は大脳皮質のどの部分にあるのか、体内時計の場合のように一部分に偏在しているのか（時計細胞の場合は視交叉上核）といったところからまったくわからなかったのです。脳の全体を眺めることができればわかりそうだ、というモチベーションから開発したのが透明化技術でもありました。

私たちの研究室ではマウスの全脳の透明化の進展とともに、新たに見えてきたことがいくつもあります。

脳には解剖学的に位置と機能が特定された「脳アトラス」というマップがあり、そのうち６４０ほどの部位に名称が付けられています。また、私たちの実験では、そのうちの半分以上が自発的に、しかも異なるタイミングで振動をしていることがわかってきています。朝、昼、夕方、夜更け前、深夜、明け方と、振動している場所は時間帯によって違うのです。

さらに面白いことには、夜行性であるマウスの場合、夜の終わりのちょうど脳が疲れる時間帯に、最も大脳皮質の活動が活発になるようです。海馬は逆で、活動していない眠っている時間帯はとても活発です。このように、脳の記憶に関わる海馬が、大脳皮質とはまったく反対のタイミングで活動していることがわかりました。この観察研究の結果は、脳の中では時間的な分業がなされていることを示唆しており、詳しい実験内容は今後論文になって公表されていくことになります。

この研究が進むと、例えば私たちのモチベーションに関わる部位、不安や恐怖に関わる部位がどの時間帯に活動しているかといったことがわかっていくでしょう。脳の奥に位置する視床下部には食欲に関わる部位もあり「腹時計」に相当するような部位もあります。またその他にも体温調節に関わる部位もあります。さらに呼吸に関わる部位も……という具合に、脳内の様々な部位の活動時間帯がわかっていくことで、脳の様々な部位の1日のストーリーが明らかになっていきそうなのです。

脳は体の時間的分業を統括するリーダー

このように脳は、言わば私たちの体の時間的分業を統括するリーダーなのです。体の異なる働きを司る各リーダー（脳部位）は、時間帯によって体のどこがいつ働くべきか指令を出しています。脳という複雑な組織の中で、この時間的な分業がどう行われているのかは、これまでなかなか解明が進んでいませんでした。三次元ですべての細胞を見ていく定量的な再現性の高い技術によってその内実を眺められるようになったことには、とても大きな意味があります。

これからまだまだ実験をしていくことになるのですが、この道筋で研究が進めば、「脳はどこから疲れていくのか？」「どこから眠るのか？」といった睡眠の疑問にも答えてくれることになるでしょう。これは観察研究であり、脳部位とその働きの因果関係の証明にはならないため、あくまで相関関係での示唆にはなります。ただ、多方面にヒントをくれる土台になりそうなことは確かです。

また、こうしたマウスの脳の全細胞解析の技術面では、ウイルスでコントロールする方法の登場にも私たちは着目しています。[2] マウスの脳の細胞は１億個ほどで三百数十の細胞群があるだろうと言われていますが、その３００種類以上ある細胞の一つひとつをこの技術によってコントロールしていくことができるとなると、どの脳部分が覚醒を支えているのかがわかってくるでしょう。

３００種類という数字から考えると、細胞１種類あたりの細胞が占める割合は、平均で脳全体の０・３パーセントにしかすぎませんが、そんなわずかな神経細胞の制御で意識の有無をコントロールできるようになるかもしれません。そのような神経細胞の場所を調べることで、これまで意識を支えると信じられてきた大脳皮質のどの層が重要か、視床下部のどの部分が重要かといった詳細な場所までわかってくれば、意識が生じるシステムの研究にまで踏み込めるようになるかもしれません。

脳は第二の心臓なのか⁉

私たちは、脳と神経細胞の働きだけでなく、脳と心臓の働きの類似性にも目を向けています。

心臓は通常は1秒間に1回ほど、もっと速い時ももっと遅い時もありますが、ともかくそのくらいの速さで鼓動します。心臓にある「心筋細胞」は基本的に一つひとつがペースメイキングすることができ、自律的に振動できます。すべての心筋細胞は自律的に振動できるのですが、心臓の中の一部の細胞が音頭取りをやっていて、その発振が周囲に伝わり、心臓全体が心拍するという仕組みになっています。

こうして言葉にすると、ここまで脳と神経細胞の活動について解説してきていますから、みなさんも「それは脳波の仕組みに似ているのでは?」と発想されるのではないでしょうか。

私たちは当初、心拍の仕組みと脳波の仕組みはまったく別だと考えていて、そのような想定はしていませんでした。睡眠のデルタ波(0・5〜4ヘルツ)やスローウェーブオシレーション(0・5ヘルツ以下)は進化的にも保存されていることであり、心臓の鼓動のようにダイナミックに変わるものではないと思い込んでいたのです。

また、もともとの生理学の概念として、脳の振動は神経細胞同士のネットワークで生み出されていると説明がなされてきました。一つひとつの細胞が振動する心拍は、細胞間のネットワークではなく、細胞内に存在する分子同士のネットワークによって生み出されていると考えられます。しかし、睡眠にも「ローカルスリープ」のような状態があって1細胞レベルでの振動がある可能性が示唆されてきているので、必ずしも細胞同士のネットワークで振動が作られているわけではなさそうです。脳は全体で眠り、その眠りは細胞同士のネットワークで作られているという考え方がこれまで主流で支配的であったため、発想転換のきっかけがなければ脳を心臓のように捉える考え方も生まれてこなかったのです。

ということで、もしかすると脳は第二の心臓かもしれないとは、私たちにとっても驚きでした。可能性が出てきた以上は、私たちは科学者としてテストをして確かめてみました。すると、心臓がペースメーカーとして拍動するときの電気的な仕組みと、脳がノンレム睡眠時にゆっくりと振動するときの電気的な仕組みが大変似ていることがわかってきました。具体的には、心臓が拍動するときの電気的な振動を作り出している遺伝子と、ノンレム睡眠時にスローウェーブオシレーションの電気的な振動を作り出している遺伝子が共通であることがわかってきたのです。

睡眠の研究を少しずつ押し広げていくうち、脳と心臓が驚くほど似ていることに気づき、脳波と鼓動する心臓の仕組みに共通性があることが見えてきたわけです。私たちはこの探究を「ブレインハート」プロジェクトと名付け、さらに深めていこうとしています。


脳が第二の心臓だとすると……


脳が第二の心臓だと考えると、ヒトの体を捉える研究の視野もぐんと拡張していきます。思いつくままに、どんなことが考えられるかをあげていってみましょう。

まず、心臓は、人が危機的な状況になると鼓動が速くなります。脳と心臓に共通性があるなら、心臓と同様に脳も、ストレスを抱えているときにドキドキするのかもしれません。

例えば、強いストレスで睡眠が十分に取れない人がいます。そうした人の睡眠を、脳波を測る医療機器で調べてみると、睡眠時間は標準的でノンレム睡眠も取れているように見えるにもかかわらず「眠れていない」感覚があることがあります。これは「睡眠誤認」と言われる症状なのですが、脳を心臓のように捉えることでこの問題が解決する可能性があります。

睡眠誤認を定量的に測定できるようになると、新たな診断や治療薬の開発につながるため、睡眠誤認が脳のどのような状態で出てくるかを発見することは大変重要です。もし心臓と脳のゆっくりとした電気的な振動が同じような仕組みで動いているとするならば、ストレスを受けているときに、脳も心臓と同様に振動の周波数が変化する可能性があります。神経細胞のドキドキ部分にストレスの情報が載っていると、神経細胞が教えてくれているかもしれないのです。

私たちの研究室では、細胞や動物を用いた研究だけではなく、ヒトの研究も2015年ごろに始めていますので、細胞や動物でわかった研究結果をすぐにヒトで調べていくことができます。ストレスとノンレム睡眠時のゆっくりとした振動の周波数の関係をヒトの脳波で探ることが、睡眠誤認の研究につながっていくのではないかと見ています。

また、そうした神経細胞のドキドキは電気的な振動でもありますが、もしかすると機械的な拍動にもつながるかもしれません。心臓の心筋細胞は、まず電気的にペースを刻むわけですが、心筋細胞の電気的な振動はカルシウムの働きを通じて機械的な振動へと変換され、心筋細胞の機械的な拍動を生み出します。心筋細胞一つ一つの電気的かつ機械的な振動が心臓全体として同期することで、心臓全体としてのポンプとしての加圧・減圧の拍動を生じさせ、血液を体全体に送り出すのです。脳が本当に心臓のように働いているのだとすると、脳も睡眠時に物理的、機械的にドキドキしながらポンピングをしているのだろうか、という疑問が出てきます。

脳も睡眠時には、脳室や脳実質内で脳脊髄液のフローが起きていると言われています。脳にも当然のこと、動脈、静脈、毛細血管があって心臓から送り出された血液が流れ、血液中の栄養が細胞に供給されています。その血流とは違うレイヤーで、脳には脳脊髄液の流れもあると考えられています。脳は脳脊髄液に浸っていて、リンパ液のような役割をする脳脊髄液の循環により、細胞の老廃物あるいはタンパク質の凝集体などが除去されています。この脳脊髄液が脳内を回る、その駆動のメカニズムはよくわかっていません。

脳内の血流に関しては、レム睡眠の時は覚醒時と同様に血管がよく開いて血流が多くなり、逆にノンレム睡眠の時は血流が少なくなります。脳は頭蓋骨の中に格納されていて他の臓器に比べて空間の制約があるため、レム睡眠時や覚醒時に血流が多くなると脳脊髄液のフローは少なくなり、逆にノンレム睡眠時に血流が少なくなると脳脊髄液のフローは多くなると考えられています。このようにノンレム睡眠時に脳脊髄液を循環させるポテンシャルはある程度ありそうですが、脳脊髄液を循環させる仕組みはよくわかっていないのです。

ノンレム睡眠時、脳は電気的に0・5ヘルツから4ヘルツの間でゆっくりゆっくりと同期して振動しています。この振動は、脳の前の部分から後ろの部分へとウェーブのように伝達されていくことが知られています。神経細胞は興奮すると様々なイオンが入り込むので少し膨らみ、興奮していない時には少しだけ縮みます。相対的に、脳の神経細胞が膨らんだ時には脳脊髄液は押しつぶされて、脳の神経細胞が収縮した時には押し広げられます。とすると、脳が寝ている時にゆっくりと振動すると、心臓と同じようなポンピング作用が起きるのかもしれないのです。

脳が本当に心臓のような脳脊髄液をポンプする働きを持っているのかもしれない、と考えると非常に面白い話になります。

脳の深い睡眠は、脳の学習や記憶にとってとても重要です。が、それだけではなく、脳の深い睡眠は、脳のポンピングにも重要かもしれないのです。脳の深い睡眠のゆっくりとした振動には、物理的に老廃物を押し流し、神経細胞をきれいな状態に保つ作用があるというわけです。脳脊髄液がうまく流れないと、停滞した老廃物やタンパク質の凝集体などが脳によくない影響をもたらすことも考えられます。もしこれが脳の深い睡眠の重要な働きの一つであるならば、睡眠の仕組みの研究は、アルツハイマー型認知症やパーキンソン病などの脳機能障害をもたらす病気の解明や治療法の開発につながる可能性があります。

心筋細胞と神経細胞ではかなり条件が違います。心筋は血流で、神経は脳脊髄液を動かすという違いもありますが、この脳のポンピング仮説はかなり魅力的です。この仮説を証明するための実験も今、立ち上げようとしています。

この仮説についての未来はまだ見えていませんが、ストレスによる睡眠誤認や睡眠が関わる病気の解明に向けて、何らかの一石を投じることができればよいと考えています。

キリンやトナカイのモグモグは睡眠の代替行為?

ここまで心臓の拍動のペースメイキングの仕組みと脳のノンレム睡眠時のペースメイキングの仕組みとが互いに似ていることを説明してきました。それでは、脳のノンレム睡眠時のペースメイキングの機能を、他の仕組みで代替することはできるのでしょうか?

サバティカルで滞在しているオックスフォード大学で、たまたま議論になったちょっと楽しい話も紹介しておきます。相手は、動物の睡眠や冬眠の研究をしているブラッド・バイアゾフスキーさんです。

哺乳類の中でも、キリンやラクダはあまり眠らないことが知られています。キリンは細切れの睡眠で、合わせても1日に1時間以内だと言われています。また、トナカイは夏になり日が長くなるとあまり眠らないそうです。ブラッドさんによると、トナカイは眠らない間何をしているかというと、目を開けてモグモグと嚙んでいるのだそうです。草食動物は反芻をしますから、反芻しながらマンチング（舌や顎の上下運動）をしている、と。そして、そのマンチングの周波数は脳波の周波数に近いのだ、と私に教えてくれました。

私は「本当？」と思わず聞いてしまいました。なぜなら、トナカイはマンチングしながら睡眠時の脳波に近い周波数を作り出し、それによって短い睡眠ですんでいるのかもしれないからです。つまり、もし脳が第二の心臓のように作動するものだとすると、人間の場合にも咀嚼やその他の代替行為で補うことによって、覚醒時でも睡眠の状態を人工的に作り出せるかもしれない、ということになります。

これは科学者同士の余談にすぎないかもしれないし、かなりの応用を秘めた話かもしれません。実際には、そうした動物には特別な回路があるかもしれず、ヒトでどうなるかは皆目見当もつかないことですが、「モグモグが脳のドキドキに代わるかも？」と考えるだけでも探究心がわきあがってきます。

私が特に面白いと思うのは、私たちの体の各器官の働きが振動で表されるかもしれないことです。心臓の働きの強弱は心臓のドキドキの速さや遅さで表すことができ、脳の睡眠時の働きも脳のドキドキの速さや遅さで表すことができる可能性があります。他にも肺の働きの強弱なども呼吸の振動の速さや遅さで表すことができます。とすると、体温の調節などのように一見振動が知られていない他の臓器の働きも、その中身を深く見ていくと、今はまだ見えていない振動が隠れているかもしれません。

ヒトの各臓器や各器官は、時にダイナミックに動作します。その実現には、可動域が広くて目盛の刻みも細かな精緻なコントローラー（例えばボリュームのつまみのようなもの）を準備する必要があります。もし臓器の働きを物質の化学反応、例えば物質濃度の高低差で実現しようとすると大変です。というのも可動域を広くしようとすると何倍、何十倍、時として何百倍、何千倍もの濃度差を作る必要があるからです。また、目盛を細かくしようとすると、濃度のばらつきを抑えて一定に保つ必要があります。これがなかなか実現できません。

一方で、臓器の働きとして振動が使えると、可動域が広く、目盛も細かな精緻なボリュームとして「時間」を使えるのです。振動が使えるとすると、振動の速さを数倍、数十倍に変えたり、一定の時間内に振動を詰め込んでバラつきを抑えたりすることができるため、ラジオの音声と同じように、様々な情報を周波数に乗せて送ることができるのです。

頭や体の各機能が振動で捉えられるようになってくると、「あなた速くなっていますね」「ちょっとゆっくりですね」とか、「ここはフリーズしておきましょう」なんて会話がある未来があるかもしれないなどと空想するだけでも、楽しくなってきます。

また、かねてよりリラックス効果があると言われ続けてきたマインドフルネス、メディテーション（瞑想）などの方法は、ある意味で脳波の周波数を制御することで脳の働きを制御する方法なのかもしれないと考えられてもいます。

脳波を変化させる脳のペースメイキング

脳が第二の心臓だと仮定すると、脳のペースメイキングについての仮説が立ち上がる可能性もあります。

脳が心臓のようにドキドキするとなると、脳はドキドキと速くなるだけではなく、トックントックンとゆっくりにもなるはずです。脳ではどんな時にそんなことが起こるのでしょうか。

動物の「冬眠」や「日内休眠」では、脳はトックントックンとゆっくりとした状態になります。動物は、秋から冬にかけて日照時間が減ったり、食事が手に入らない飢餓のような状態になると代謝量を落とします。動物の中には、エネルギー源が枯渇する時期を乗り切るために長期的に代謝を落とす種がいます。その現象が「冬眠」です。また似た現象に1日の中で短期的に代謝を落とすこともあり、それを「日内休眠」と言います。

冬眠時には体温が下がってレム睡眠がなくなり、脳波は非常に減弱します。冬眠は特別な動物にのみ備わった機能ではないかと考えがちですが、実は霊長類でも冬眠する種がいます。例えば、キツネザルやピグミースローロリスがそうです[3]。ヒトでも、山中で遭難しかけた人が10日間以上ほとんど食事も摂らずに生き延びたケースがあって、それは冬眠によく似た「低代謝状態」だっただろうと推測されています。

冬眠の機構は植物から人間に至るまで幅広く進化的に保存されていると考えられることから、近年研究が少しずつ盛んになっています。まだわからないことが多いのですが、動物の中には冬眠中にわざわざ睡眠を取るために起き出す例が知られ、冬眠と睡眠にも何らかの共通性があって、しかも異なる機構に基づいていると考えられます。

脳の働きが心臓と同じようにペースメイキングの発想ができるとすると、それは可逆的であるはずです。状況に応じて、速くもなれば遅くもなるはずです。とすると、冬眠で起こっている脳波の減衰もうまく説明できるかもしれません。例えば、神経細胞を用いて脳の振動をゆっくりにすることのできる遺伝子や分子の存在を明らかにできれば、冬眠を解明する糸口も見つかりそうです。現在の実験では、前述したような睡眠と冬眠の共通性を探るだけでなく、脳と心臓の共通性についての追究も行っており、脳波の変化に関係するものも少しずつ見つかりつつあります。

例えばストレスです。まず、強いストレスがかかっている状態を想像してみてください。そうすると、心拍がどんどん上がり血管は収縮していきます。いわば「戦闘モード」です。それが飢餓状態のようにさらに強い非常なストレスにさらされるようになると、どうなるでしょう。体にはブレーキがかかって、心臓もいきなりゆっくりになるわけです。ストレスがかかりすぎると、反撃したり逃げたりするよりも、「戦闘モード」から切り替えて「フリーズモード」に持っていったほうが体のためにはよいからです。このフリーズモードは冬眠や日内休眠の状態によく似ています。

動物は、気温が下がって食物も尽きる状況になってくると、冬眠に入ります。外的な環境によるストレスは高いままで変わらないはずなのに、体内のモードがいきなりスイッチしてフリーズモードになります。いきなりスイッチが入って戦闘モードからフリーズモードに切り替わるというのは、生命の最適化の観点から見ても、リーズナブルな現象であると私には思えます。

　フリーズモードになってアクティビティをゆっくりにすると、酸素やエネルギーの消費量を落とすことができるため、私たちは体を休めることができます。物事もゆっくり進められるようになります。例えば、病気で危機的状況にあるなら、病気の進行が遅くなります。遭難して生命の危機に陥れば、残存期間を長くして救援を待つことができます。フリーズモードは、時間を稼いで延命を図るためのパッシブ戦略になっているとすら考えられます。

　これは言わば「他力本願」的な発想です。けれど、私たちの体にそんな機構が備わっていると考えるのは、かなり現実的な発想であるのかもしれません。もう戦えない場合に体を休めて他力本願的になる、自力からいきなり他力に切り替わるのは、生命にとって決して突飛な反応ではなくてリーズナブルなことでしかないでしょう。この冬眠のようなフリーズモードへの切り替えには、おそらくワンステップかそれほど多くないステップで制御されている機構があるだろう、と考えられるわけです。

　脳のペースメイキングについての機構を探りつつ、冬眠時の様々な体の変化がどのように説明されるかを考えながら、脳のフリーズモードの研究を具体化していきたいと考えています。

ヒトのフィールドスタディから始まる〝新〟生物学

睡眠と覚醒の研究から脳全体の仕組みの解明へと研究が広がりつつある話をしたところで、さらに話を広げて今後の新しい生物学、「ヒトの生物学」の見通しについても話をしておきたいと思います。

生物学では、伝統的に「フィールドスタディ」が重視されています。植物も動物も本来は大自然の中で生きているのだからフィールドから学ぶべきだ、という考え方です。特殊な環境のラボ内だけでの知見では事足りるはずがない、ということになります。

これまで何度か触れてきたように、その生物学の考え方は、今まさにヒトのフィールドスタディとして生物学の中心に適用できるようになりつつあります。本当の意味でのヒトの生物学、ヒトから始まる生物学、ヒトのフィールド研究から始まる生物学が成立していきそうな気配に、私は興味をかき立てられてもいます。

例えば、ここまで述べてきたようにヒトの睡眠の特性が簡便な機器による測定でリアルワールドの中で正確に観察されていくと、ヒトという動物の生活の中での生態が深くわかっていくでしょう。今後は、各個人のゲノムの測定などもプライバシーに十分に配慮されながら進んでいくことになると思います。

そうなると、個々人の「個性」についても解明が進みます。個性と言われているもののどこが遺伝子で決まり、どこが環境で決まるかといった遺伝学上の疑問にも決着がつく時代が到来するかもしれません。そうやって個人としてのヒトの実像が明らかになっていくことの是非は当然あり、賛否の両論が生じていくと考えられます。が、そのメリットとデメリットをしっかりと押さえつつ、ヒトという動物をフィールドスタディしながら深く探っていく研究は、未来の人類が生きるために不可欠なものになるだろう、と私は考えています。

これまで生物学は工学、物理学、化学、数学といった自然科学分野の領域をまたいで刺激し合うことで新機軸を打ち出してきました。哺乳類の研究では、ゲノムが明らかになった2000年代には、分子から細胞の機能を説明することができるようになり、2010年代以降はさらに進んで分子から細胞、細胞から個体の機能を様々に説明することができるようになってきました。しかしながら、生まれ持ったゲノムも育った環境も様々に異なるヒトの理解は難しかったわけです。

これが2020年代に入り、生物学がさらに発展してヒトの生物学となっていけば、より広い範囲での手を携えたコラボレーションが可能になります。ヒトの生物学における共働的な取り組みは自然科学分野だけでなく人文科学分野や社会科学分野にも及ぶはずですし、アカデミアだけでなく私たちの社会の組織や制度も含めてのものになっていくでしょう。これまでにないコラボレーションからは、新しい科学が誕生していく可能性すらあるのではないでしょうか。歴史が教えてくれる通りに、新しい科学は新たな地平を拓きます。そこには人類の希望もあるのです。

主観でしか捉えられないものを客観で捉える

科学者として科学の歴史を振りかえる時、新しい科学を作った論文として思い起こすのは、ホジキン－ハクスレー（アラン・ロイド・ホジキン、アンドリュー・フィールディング・ハクスレー）の「A quantitative description of membrane current and its application to conduction and excitation in nerve（膜電流の定量的記述と神経の伝導と興奮への応用）」と、アラン・チューリングの「The Chemical Basis of Morphogenesis（形態形成の化学的基礎）」です。いずれも1952年に発表されたかなり古い論文ですが、どちらも極めて美しい、見事な論文です。ホジキン－ハクスレーは観察をもとに細胞のイオンチャネルの存在を予測し、細胞の電気現象を定量的に扱うことを可能にしました。当時、これで生理学は完結したと考えられたほどに強いインパクトがあった論文で、現在の私たちの研究でもホジキン－ハクスレー型方程式を利用しています。

チューリングの論文は、ヒトの各部位の細胞の形状の違いがどこから来たのか、その差がパターンとして生じる原理を提案したものです。チューリングは、その差は基本的にノイズが増幅され、固定化されていくことにより生じるとして、そのようにできる空間構造のパターンが「チューリング・パターン」と呼ばれます。チューリングの論文を深く読み解いていくと、何もないところから何かの差異やパターンが生まれるには、ノイズの増幅の仕組みがあることがわかります。面白いことに、私たちの様々な社会制度の根源的な位置にある「自由意思」も、一見何もない「無」から意思という「有」が生まれるとしています。本当に無から有が生まれるとするならば、自由意志の源泉にもノイズを増幅していく仕組みが潜んでいるのかもしれません。

そのように予測された機構を、心や意識といった主観的な内面の記述によってのみ語られている物事に直接結び付けていくのは非常に難しいことです。しかし、それを睡眠の脳波のような客観的で定量的な行動として捉えられるものにしていくと、客観での議論が可能になっていきます。そこでようやく、主観的な物事にすぎなかった心や意識の問題が科学の俎上に載るチャンスがやってきます。

このように科学には、主観でしか捉えられないものを客観で捉えるとどうなるかと置き換えをして新たな世界観を提供していく役目もあります。科学にそれができるようになると、謎でしかなかった現象も主観から離れ、客観だけで物事が測れるようになり、主観だけでは行くことのできなかった世界にまで行けるようになるでしょう。

睡眠覚醒の研究では、神経細胞がバラバラにコミュニケーションを取るような現象が客観的に記述できるようになってきています。神経細胞には1細胞レベルでの振動がある可能性が示唆されてきているのです。ヒトの意識の下に外側からの影響を受けない「自由意志」のようなものがあるとして、その自由意志がまったくの無から有として生じていくのであれば、意識の根源でもノイズが増幅する仕組みが作用しているのかもしれません。

体内に宿る原子、分子の時間スケール

最後に、細胞の中で働く分子とタンパク質の振動と時間スケールの話をしてみましょう。

生物の個体内での化学反応を媒介するのが「酵素」で、その酵素の正体はほぼタンパク

質です。そのため、タンパク質の中にある分子と分子の間には様々な疑問の答えがあるのですが、分子の中にも様々な疑問に対する答えが隠されていると私は思っています。

分子の中には原子がたくさん集まっています。タンパク質ならアミノ酸の分子があり、それはそれこそ数百個が連なっていて、その分子内には原子があります。それらの原子は10フェムト秒くらいで揺れています。ですので、タンパク質という分子の中では万単位の原子がぎっちりと連なって協調的に揺れ動いているのです。

「フェムト秒」とは時間の単位で、1フェムト秒が10のマイナス15乗秒です。そんな原子の超微細で超高速な揺れ動きから、タンパク質の働きがミリ秒単位、10のマイナス3乗秒くらいで出てきます。原子の10フェムト秒は10のマイナス14乗秒くらいで、タンパク質のミリ秒は10のマイナス3乗秒なので、すでにここで10の11乗秒くらいの時間スケールを超えてタンパク質は時間の旅をしてくるのです。

原子のように非常に速い周波数で発振しているものは容易に重ならないものなのですが、何千回に1回はたまたま二つの原子の周波数が重なるかたちで共振して、だんだんと共振が広がることでタンパク質の反応につながっていきます。それがタンパク質のゆっくりとしていながらのダイナミックな働きになっています。

原子も分子も、肉眼で見えるはずもない、非常に小さな単位の世界の話です。しかし、こんな分子一つを取っても、こんなに豊かな世界を持っているのです。そしてその世界は細胞内の反応で完結することはなく、体の各器官の働きにつながって一人の人間を形作っています。

心臓や脳の拍動、血液や体液の流れ、睡眠のリズムに呼吸のリズム……そのすべてがリーズナブルに調和、作動することで私たちの体は今日の活動を終え、明日を迎えることができているように私には見えています。時に私たちは、全体のテンポを速めたり、テンポを落としてその時々の環境に最適化しようと変化をするでしょう。

生物としての私たち一人一人の体内には、軽々と時間スケールを超えて振動する無数の原子や分子が宿っているのだという事実を改めてみなさんに伝えて、私の研究の話を終えることとします。

（１） Yoshida K et al., Proc Natl Acad Sci U S A. 2018 Oct 2;115（40）:E9459–E9468.
（２） Chan KY et al., Nat Neurosci. 2017 Aug;20（8）:1172–1179.
（３） Ruf T and Geiser F, Biol Rev Camb Philos Soc. 2015 Aug;90（3）:891–926.

おわりに

私のような科学者や研究者は、探究を職業にしています。となると、難しいことに取り組まないと存在意義がありません。例えば治療法の見つかっていない病気や未だ実現されていない技術など、分野によってまだ答えが出ていない課題というものがあります。そういった課題解決に資するような研究は、普通のことをやっていては突破できません。ほとんど不可能と思われることをどう可能にしていくかを考えなければならない。実際に学生たちにも、「その分野の中でとても難しいと思われる課題に取り組まなければならない、そうでなければ我々の存在意義はない」という話をよくします。それは科学者、研究者の責任だと私は考えています。

ただ、それは非常に難しい責任なので、暗い顔をしていたらできません。研究は失敗だらけだからです。ほとんどは考えていることと結果が合わない失敗の連続です。そうして失敗が続くから、まだ解かれない問題として数十年もの間、残っているわけです。

不可能と思われる課題に取り組み続けるには明るさが必要です。失敗をマイナスととらえずに、10回のうちの1回、あるいは100回のうち1回でもいいので成功を信じながら、「ああでもない、こうでもない」と普通はとらない難しい手法や執拗さで研究を続けるには、何より明るく楽しくないといけないと思います。そうでないと、花開くのにもしかしたら10年、20年という時間がかかることに、なかなか自分を賭けられないものです。

ところで何が難しさの中心にあるかといえば、それは難しさを分解することかもしれません。なぜこの問題はまだ解かれていないのか、という問題を解くこと。

例えば、本書で説明したように、ショウジョウバエは大体数ヶ月ぐらいで一つのテストができる一方で、哺乳類の場合は1～2年の月日がかかります。ハツカネズミは生まれるまでに1ヶ月、成長するまでに1ヶ月、大体1世代3ヶ月ぐらいの時間を要するので、これを繰り返して初めて質のよい動物ができるわけです。すると、ショウジョウバエと同じ回数のテストを実行するためには、膨大な時間を費やさなければいけないことになります。しかし、世代を繰り返さなければいけないのはなぜだったのかと疑問を持つこともできるわけです。

遺伝学で言うと、遺伝は交配をするということが重要で、それを前提に組まれている学問です。でも、実験で実現したいことからすると、交配させてはいけないということになる。では、そもそも交配をしないような遺伝学は可能なのか？　という問いの立て方をしてみるわけです。すると、これは重要な課題だから、何年かかるか分からないけれども必ず実現しなければならない、という形で理解が進むことになります。

つまり、哺乳類を使って気軽に謎を解くことはできていないという地点から、ではどの部分を解決したら解決の地点へと持っていくことができるのか、というように少しずつ問題の難しさの分解が進んでいく。難しさを分解する――それは研究においてもっとも難しく、突破するためには幾重にも議論が必要で、個々人の発想も必要なところだと思います。

自分の頭で考えることが大事であることは言うまでもありません。しかし、研究は独りよがりになってもいけない。そこで文献を当たって、歴史の中に自分の発見したことが位置付けられるように大きな文脈の中で捉え直すこともまた、科学においてとても大事な作業なのです。自分の頭で考えること、それを客観視すること、そのいずれが欠けてもいけない。自分で考えることなしには、他の人が考えた思考をなぞるだけになってしまいますし、自分が考えたままでそれを歴史的文脈に位置付けなければ独りよがりになってしまう。

研究者として難問に挑み続けるには、明るさに加えて、その両方が必要だという思いを抱いています。

上田泰己（うえだ ひろき）

1975年福岡県生まれ。東京大学医学部卒業、同大大学院医学系研究科修了。2003年から理化学研究所にてシステムバイオロジー研究チームのチームリーダー、プロジェクトリーダー、11年から生命システム研究センターのグループディレクターを経て13年より東京大学大学院医学系研究科教授。現在、理化学研究所・生命機能科学研究センター・チームリーダー、東京大学大学院情報理工学研究科・システム情報学専攻教授（兼担）。専門はシステム生物学・合成生物学で、概日時計などをテーマに生命の時間・情報の解明に取り組む。著書に『「体内時計」はいま何時？　システム生物学』（太田光・田中裕二との共著、講談社）、『時計遺伝子の正体』（NHK「サイエンスZERO」取材班との共編著、NHK出版）。本書が初の単著となる。

文春新書

1454

脳（のう）は眠（ねむ）りで大進化（だいしんか）する

2024年6月20日　第1刷発行

著　　者　上田泰己
発 行 者　大松芳男
発 行 所　株式会社 文藝春秋

〒102-8008　東京都千代田区紀尾井町3-23
電話（03）3265-1211（代表）

印 刷 所　理想社
付物印刷　大日本印刷
製 本 所　大口製本

定価はカバーに表示してあります。
万一、落丁・乱丁の場合は小社製作部宛お送り下さい。
送料小社負担でお取替え致します。

ISBN978-4-16-661454-7

文春新書のロングセラー

磯田道史
磯田道史と日本史を語ろう

日本史を語らせたら当代一！　磯田道史が、半藤一利、阿川佐和子、養老孟司ほか、各界の「達人」を招き、歴史のウラオモテを縦横に語り尽くす

1438

エマニュエル・トッド　大野 舞訳
第三次世界大戦はもう始まっている

ウクライナを武装化してロシアと戦う米国によって、この危機は「世界大戦化」している。各国の思惑と誤算から戦争の帰趨を考える

1367

阿川佐和子
話す力
心をつかむ44のヒント

初対面の時の会話は？　どう場を和ませる？話題を変えるには？　週刊文春で30年対談連載するアガワが伝授する「話す力」の極意

1435

牧田善二
認知症にならない100まで生きる食事術

認知症になるには20年を要する。つまり、30歳を過ぎたら食事に注意する必要がある。認知症を防ぐ日々の食事のノウハウを詳細に伝授する！

1418

橘 玲
テクノ・リバタリアン
世界を変える唯一の思想

とてつもない富を持つ、とてつもなく賢い人々が蝟集するシリコンバレー。「究極の自由」を求める彼らは世界秩序をどう変えるのか？

1446

文藝春秋刊